供口腔、法医、麻醉、预防、医学、制药工程等专业使用

病理学实验教程

第2版

主　编　卢林明

副主编　朱晓群　陈　冰

编　委（以姓氏笔画为序）

王丽珍　卢林明　李晓敏　朱晓群

许增祥　张允贵　陈　冰　金　明

周　珏　周芳芳　郑兰荣　顾　倩

陶香香　黄小梅

中国科学技术大学出版社

内 容 简 介

本书是根据全国统编医学院校教材《病理学》第 8 版的教学大纲实习内容编写的，并结合皖南医学院病理学教研室的实际情况及多年教学经验，对教学标本重新进行了整理、编号，力求向学生介绍尽可能多的典型病变。

本书内典型病变的大体及镜下照片共 172 张，均为皖南医学院病理学教研室现有标本所拍摄，根据教学大纲的实验课内容确定，使学生将文字、图片和实际标本结合观察，更好地掌握各种疾病的病变特征，便于课前预习和课后复习。

本书供临床、法医、影像、麻醉、预防、护理、口腔医学等专业学生学习使用。

图书在版编目(CIP)数据

病理学实验教程/卢林明主编. —2 版. —合肥:中国科学技术大学出版社,2014.8
(2018.8 重印)
ISBN 978-7-312-03542-5

Ⅰ. 病… Ⅱ. 卢… Ⅲ. 病理学－实验－医学院校－教材 Ⅳ. R36‐33

中国版本图书馆 CIP 数据核字(2014)第 153604 号

出版	中国科学技术大学出版社
	安徽省合肥市金寨路 96 号,邮编:230026
	http://press. ustc. edu. cn
	https://zgkxjsdxcbs. tmall. com
印刷	安徽省瑞隆印务有限公司
发行	中国科学技术大学出版社
经销	全国新华书店
开本	710 mm×960 mm 1/16
印张	5.25
插页	16
字数	146 千
版次	2011 年 7 月第 1 版 2014 年 8 月第 2 版
印次	2018 年 8 月第 7 次印刷
定价	22.00 元

前　　言

　　病理学是一门研究疾病发生和发展规律的科学。

　　为了揭示人类疾病发生和发展的规律,在医学领域里,人们除了对疾病进行临床观察和实验研究之外,还应用形态学的方法(肉眼和显微镜下的检查)对患者人体(尸体或活体的器官组织)进行观察和研究,这就是病理学的范畴。

　　科学是通过实践而来的,病理学也不例外。"通过实践而发现真理,又通过实践检验真理和发展真理。"在今天,病理学中已被阐明的规律主要都是通过上述形态学方法对患病人体进行研究实践所取得的成果。前人通过上述途径,付出了大量的辛勤劳动,积累了丰富的人体病理学知识的第一手资料,经过判断和推理,使人们对疾病的本质的认识从感性上升到理性并回过头来指导实践。正因为如此,病理学才能发展到今天的水平,也正因为这样,才会有今后继续不断的发展。

　　理论和实践辩证统一的认识论同样是我们学习病理学唯一正确的指导思想。通过病理学实习,学生们在观察和描述各种各样具有典型性和代表性的病变器官(大体标本)和组织(切片)的过程中,一方面可以印证在课堂上学习的基本理论知识,加深对它们的理解、巩固和掌握,一方面又可以在实习中进行基本技能训练,培养科学的思维方法、严谨的科学作风和实事求是的科学态度。

　　本书是根据全国统编医学院校教材《病理学》第8版的教学大纲实习内容编写而成的,并结合皖南医学院病理学教研室的实际情况及多年教学经验,对教学标本重新进行了整理、编号,力求向学生介绍尽可能多的典型病变。

　　本书内典型病变的大体及镜下照片共172张,均为皖南医学院病理学教研室现有标本所拍摄,根据教学大纲的实验课内容确定,使学生将文字、图片和实际标本结合观察,更好地掌握各种疾病的病变特征,便于课前预习和课后复习。

　　在对学生的要求方面,除要求学生学会观察组织学病变及绘图外,强调了对大体标本的观察、描述及对诊断能力的培养。

　　本书第2版是由皖南医学院病理教研室全体教师共同编写和修订的。由于学识有限,书中难免存在某些欠妥之处,尚需通过实践检验,不断地改进和提高。为此,热忱希望使用本书的老师和同学们,若发现书中错误或不妥之处,请及时指正。

卢林明

2014 年 3 月

目　录

实　验　须　知

一、病理学实验目的和要求

（一）目的

1. 通过观看实物标本（大体标本及组织切片）、尸体解剖、看幻灯片及录像等多种形式，加深对病理学理论课讲授的理解。
2. 训练学生观察、描述病变的能力。
3. 培养学生根据观察结果，结合临床经验，归纳、演绎的思维过程，做出病理诊断的初步能力。

（二）要求

1. 通过大体标本及显微镜观察，识别各种病理变化。
2. 对大体标本及显微镜观察结果能进行适当的描述或能绘画简图。
3. 对常见的、典型的疾病或病变能做出初步诊断。
4. 了解尸体解剖的操作过程。
5. 联系理论内容，回答问题。

二、病理学实验方法与步骤

观察大体标本，首先要确认标本是哪一种脏器（或组织），按先外后内、先上后下的顺序来观察其大小、形状、颜色和质地等是否改变，找出病变的部位。然后细致地观察病变的大小、颜色、形状，有可能时应用手触摸，感知其硬度、致密度和弹性。确定该病变与整个脏器以及与其他病变间的关系。如病变细小，肉眼观察有困难时，也可辅以放大镜仔细观察。

对组织切片的观察，更须按步骤进行，不可急躁草率。首先应用肉眼作初步观察，必要时可取下目镜，将接目面向着组织片，放大观察，以了解切片属何种组织、病变部位及其粗略情况。然后再用显微镜，按先低倍后高倍的顺序观察。先用低倍物镜上、下、左、右扫视全片,找到病变或疑似病变的部位,了解病变的性质,明确它与周围组织的关系,获得一个较为全面的印象。再用高倍物镜作进一步观察,此时主要观察组织和细胞病变的微细结构和形态。观察切片时,切忌一开始就盲目地使用高倍物镜,这样既容易损坏镜片和玻片,又难免有"只见树木不见森林"的弊病,遗漏重要病变,不能全面观察、分析,造成诊断上的错误。在对一般病理切片观察时不用油镜。

观察标本和切片时既要客观、全面,又要有理论知识的指导。实事求是地描述病变的特点,是做出正确诊断的基础,绝不能凭空或按一般的理论去生搬硬套、乱推想。同一标本或切片中可能出现两种及两种以上的病变,要分析它们的性质及其相互关系。标本和切片制作过程中,可能会因人为因素而出现多种现象,在观察时要善于分辨,去伪存真,抓住要点,才能做出科学的结论和客观的诊断。

标本和切片中所呈现的病理变化,只是该疾病发生、发展中的某一阶段或最后一幕,它只能反映该病全过程中的一部分。因此,在观察大体标本、组织切片中的病理变化时必须持运动和发展的观点,注意运用已学到的理论知识进行逻辑推理,分析病变的来源及其发展过程,弄清来龙去脉,使认识得以连贯。

三、对实验报告的要求

1. 病理学的实验报告包括对大体标本和组织切片中病变的描述及绘制部分组织切片简图,分析诊断依据及病变发展规律。目的在于培养学生观察、分析和表达的能力,也是教师了解学生学习情况的一条途径。因此,学生必须按时认真地完成作业,交教师审阅。

2. 形态描述和绘图要真实、客观,分析诊断依据要有针对性,不可照搬课本内容,要有严谨的科学态度和作风。

3. 文字要简练,书写要工整,绘图要准确,图注要简洁。反对马虎草率、敷衍了事。教师对不符合要求或存在较大错误的报告,可令其重做。

四、实验室规则

1. 遵守实验室的学习纪律,不迟到、早退。

2. 尊敬师长,友爱同学,礼貌待人。

3. 专心实习,认真思考,不做与实验无关的事。不喧闹,不妨碍他人学习。

4. 爱护公物,节约水电,保护仪器、标本及切片,如有损坏或缺失,须及时报告负责教师,根据情节,应酌情赔偿。实验结束,须清点、整理好标本切片,并将桌面清理整洁。

  5. 上课期间不准上外网,不得使用移动存储设备。

  6. 实验室实行卫生值日制。每次实验完毕后,由值日组学生负责实验室的清洁、整理及最后检查,并关好水电开关、门窗。

绪论 各器官的观察方法

一、心脏的观察方法

肉眼检查：

大小：体积与受检者右手拳接近，成年男性的心脏质量在 250 g 左右，女性稍轻些。

形状：正常为圆锥形，注意各房室有无肥大、扩张。

外膜：注意有无出血点、渗出物，冠状动脉有无弯曲或粥样硬化。

心肌厚度：左心室为 0.8～1.0 cm，右心室约 0.4 cm。

注意颜色，有无光泽、梗死灶、纤维瘢痕。

内膜：是否增厚、光滑，腔面有无附壁血栓。

注意瓣膜有无增厚、赘生物、腱索、乳头肌是否异常。

切片观察：

外膜：表面有无渗出，有无出血、白细胞渗出等，冠状动脉是否硬化。

心肌：心肌细胞纵横纹是否清楚，有无萎缩、变性、坏死等变化，间质结缔组织有无增生、变形，血管是否充血、出血，有无结节性增生性病变。

内膜和瓣膜：有无增厚，如有赘生物形成，应注意其构成、基底部是否有机化。

二、血管观察方法

肉眼检查：

外形走向有无改变，注意有无局限性增粗和狭窄。

管腔大小与管壁厚度比例是否恰当。

腔内容物有无异常，内膜面是否光滑，有无斑块状病变。

切片观察：

腔内有无异常物质，如血栓形成。

内膜有无增厚，其性状如何。

中膜有无萎缩或肥厚。

外膜有无炎细胞浸润,营养血管有无病变。

三、肺脏的观察方法

肉眼检查:

大小、形状有无特殊改变,质地如何。

胸膜是否光滑、增厚,表面有无渗出物、出血点。

表面和切面有无结节状病变或肿块。

切面肺组织颜色有无变化,肺泡结构是否疏松,有无气肿、实变、出血或梗死等现象。

支气管管腔是否扩张,管壁厚度如何,腔内有无分泌物,内膜是否充血。

肺门大血管及淋巴结有无病变。

切片观察:

胸膜有无增厚,表面有无渗出。

肺泡结构是否清晰,肺泡腔有无扩张,有无水肿液或炎性渗出物。

肺泡壁及间质血管有无充血水肿、炎细胞浸润或纤维结缔组织增生。

各级支气管管腔有无扩张,管壁结构有无改变,腔内有无异常内容物。

观察切片中有无灶性或结节性病变,如有,注意其数量、分布、大小、形态等特点。

四、肝脏的观察方法

肉眼检查:

大小、重量、外形、颜色、硬度有无改变。

被膜有无增厚,表面是否光滑,表面和切面有无肿块。

切面结构是否清晰,有无出血、坏死,汇管区有无增大。

胆囊及胆管有无扩张,腔内有无结石,管壁有无增厚。

门静脉、肝动脉、肝静脉壁有无增厚,腔内有无异常内容物。

切片观察:

被膜是否增厚。

小叶结构是否正常,中央静脉及血窦有无扩张。

肝细胞有无变性、坏死,排列是否正常,枯否氏细胞有无增生。

汇管区小叶间动、静脉及胆管有无病变,间质有无增生,有无虫卵沉积。

五、脾脏的观察方法

肉眼检查：

大小、重量、形态、颜色有无改变。

包膜有无增厚，表面有无渗出。

切面白髓、小梁是否正常，有无出血、梗死或肿块等。

脾门动、静脉有无硬化或血栓形成。

脾的淋巴结有无病变。

切片观察：

被膜有无增厚及渗出。

红髓结构是否清晰，血窦有无扩张、充血或炎细胞浸润。

白髓的数量、大小有无改变，有无炎细胞浸润，中央动脉有无硬化。

小梁有无增生或出血。

六、消化管的观察方法

肉眼检查：

区别标本取自哪一部位。

管壁有无增厚，管腔有无扩张或狭窄，腔内容物有无特殊。

黏膜皱襞是否清晰，内表面有无充血、出血、坏死、肿物或溃疡。

浆膜面是否光滑，有无渗出。

切片观察：

按黏膜、黏膜下、肌层和浆膜层的顺序观察其结构有无变化，发现病变时注意其大小、形态、分布特点、与周围组织的关系，如是溃疡应注意其底部各层结构。

七、肾脏的观察方法

肉眼检查：

大小、重量、形状、颜色有无改变。

包膜是否易剥，表面是否光滑，有无出血点或凹陷，是否呈颗粒状及颗粒大小。

表面和切面有无肿块。

切面有否光泽，皮髓质交界是否清楚，皮质有无增厚，纹理是否清晰，有无出血、梗死或脓肿，小动脉管壁是否增厚。

肾盂有无扩张、变形，黏膜是否光滑，有无充血或炎性渗出，腔内有无结石。

肾门动脉有无硬化。

切片观察:

皮髓质交界是否清晰,皮质肾单位有无异常,肾小球的大小、数量有无变化,球从细胞数量、球囊腔和上皮细胞有无增生,毛细血管基膜有无增厚。

肾曲管有无扩张或萎缩,上皮细胞有无变性、坏死、脱落,管腔内有无管型。

各级血管有无硬化或血栓形成。

间质有无纤维结缔组织增生、炎细胞浸润。

肾盂黏膜上皮有无改变,黏膜下有无充血或炎细胞浸润。

八、脑的观察方法

肉眼检查:

外形、重量有无变化,两侧大脑是否对称,有无脑疝压迹。

脑膜面有无炎性渗出,血管是否扩张、充血、出血。

脑回的宽窄、脑沟的深浅有无变化。

脑动脉有无硬化、动脉瘤等改变。

切面灰白质是否清晰,有无肿块、出血、坏死,脑室是否扩张。

切片观察:

脑膜有无充血、出血及炎性渗出。

脑实质血管有无充血,血管周围有无渗出。

脑组织有无水肿(血管及细胞周围空隙是否增宽)。

神经细胞有无变性、坏死,胶质细胞有无增生或结节状改变。

九、肿瘤的观察方法

肉眼检查:

肿块的大小、形状、数量、颜色、质地。

切面有无出血、坏死、囊性变,有无包膜及与周围组织的关系。

局部淋巴结是否增大,有无肿瘤转移。

切片观察:

肿瘤细胞及细胞核的大小、形态,分裂象的多少,有无病理性核分裂象。

瘤细胞的排列特点、浸润程度。

注意肿瘤细胞的组织特异性标志和肿瘤细胞的分化程度。

第一章 细胞和组织的损伤

一、实验内容

实验内容如表1.1所示。

表 1.1

大体标本	组织切片
1. 肝脂肪变性	1. 肾小管上皮细胞水肿(63号)
2. 肾压迫性萎缩	2. 肝脂肪变性(9号)
3. 肝细胞水肿	3. 脾细动脉玻璃样变性(8号)
4. 肾细胞水肿	4. 淋巴结干酪样坏死(10号)
5. 脾被膜玻璃样变性	
6. 胸膜玻璃样变性	
7. 脾梗死伴被膜玻璃样变性	
8. 脾梗死	
9. 脾梗死伴机化	
10. 肾结核	
11. 阿米巴肝脓肿	
12. 足干性坏疽	
13. 上臂湿性坏疽	

二、重点要求

1. 初步学习病理大体标本及切片的观察、描述方法。
2. 了解各类萎缩的病变特点及原因。
3. 掌握常见变性的种类、好发器官及其形态特点。
4. 比较各种坏死类型的肉眼及镜下特点。

三、大体标本

（一）肝脂肪变性（hepatic steatosis）

标本一：肝脏的冠状切面，体积增大，边缘变钝，被膜紧张，切面被膜略外翻，表面及切面呈灰黄色，触之质如泥块并有油腻感（见第81页彩图 D-1）。

标本二：为苏丹红Ⅲ染色标本，呈橘红色（见第81页彩图 D-2）。

（二）肾盂积水（hydronephrosis）

肾脏体积增大，肾盂、肾盏高度扩张，呈囊状，肾实质萎缩变薄，皮髓质分界不清（见第81页彩图 D-3）。

（三）肝细胞水肿（liver cell edema）

肝脏体积略增大，被膜紧张，切面膨隆，呈灰白色，失去正常光泽，似“水煮”样（见第81页彩图 D-4）。

（四）肾小管上皮细胞水肿（renal tubular epithelial cells edema）

肾脏体积略增大，边缘变钝，透明度降低，切面呈灰白色，皮髓质分界清楚（见第81页彩图 D-5）。

（五）脾被膜玻璃样变性（hyaline degeneration of spleen capsule）

脾脏体积略增大，部分脾被膜显著增厚、致密、质韧，灰白色，半透明，似毛玻璃状（见第81页彩图 D-6）。

（六）胸膜玻璃样变性（hyaline degeneration of pleural）

左肺剖面，胸膜显著增厚，部分膈胸膜及叶间胸膜也明显增厚，灰白色，半透明，毛玻璃状（见第82页彩图 D-7）。

（七）脾梗死（infarct of spleen）

标本一：脾脏肿大，切面上可见两个大小不等的灰白色病灶，呈不规则形或略呈扇形，靠近被膜，质致密干燥，边界清楚，周围有一黑褐色的出血带。

标本二：脾脏体积明显增大，切面上可见三个略呈楔形的灰白病灶，其中中间一个较小,病灶边界清楚,致密,可见灰白色条纹状,病灶边缘部分略呈毛玻璃状(见第82页彩图D-8)。

（八）肾结核(renal tuberculosis)

肾脏体积增大,在肾切面上,可见肾皮髓交界处有多个直径1.0~2.5 cm的病灶,灰黄色、质松脆、细腻,似奶酪,部分坏死物已分离排出,形成空洞(见第82页彩图D-9)。

（九）阿米巴肝脓肿(amoebic liver abscess)

肝冠状切面,肝脏体积增大,右叶见一不规则"脓腔",约6 cm×5 cm,腔内坏死物多已流失,呈"破絮"状,与正常肝组织分界清楚(见第82页彩图D-10)。

（十）足干性坏疽(dry gangrene of foot)

部分下肢,足部前端已坏死呈灰黑色,组织干瘪,皮肤皱缩,与正常组织分界清楚(见第82页彩图D-11)。

（十一）上臂湿性坏疽(moist gangrene of upper arm)

整个手臂显著肿胀,皮肤紧绷,呈黑绿色,有恶臭(新鲜时)(见第82页彩图D-12)。

四、组织切片

（一）63号:肾小管上皮细胞水肿（肾细胞水肿）(renal tubular epithelial cells edema)

低倍镜下见近曲小管上皮细胞肿大并突入管腔,使管腔变狭窄,呈星芒状。高倍镜下见肿大的上皮细胞胞质疏松淡染并充满淡红色折光的细颗粒。细胞核轻度肿大淡染,部分细胞破裂,胞浆已脱落入管腔(见第83页彩图J-1)。

（二）9号:肝脂肪变性(hepatic steatosis)

低倍镜下见肝小叶中央肝细胞胞质内出现大量空泡,小叶周边的肝细胞胞质深红,空泡较少。高倍镜下可见有的空泡较大,将肝细胞核挤压靠近肝细胞膜,呈月牙状,小叶周边的肝细胞胞质内部分出现细小空泡(因肝细胞胞质内脂滴被酒精、二甲苯溶解而呈空泡状)(见第83页彩图J-2)。

(三)8号:脾细动脉玻璃样变性(hyaline degeneration of spleen fine artery)

低倍镜下见脾中央小动脉壁明显增厚,层次不清,管腔狭窄甚至闭塞。高倍镜下见增厚的动脉壁呈均质红染的无结构物质沉着(见第83页彩图J-3)。

(四)10号:淋巴结干酪样坏死(caseous necrosis of lymph node)

低倍镜下可见淋巴结中央部有大片坏死,呈红色。高倍镜下观察,坏死灶中细胞和组织结构完全消失,呈一片红染、无结构、颗粒状(为细胞坏死后的碎片)(见第83页彩图J-4)。

第二章　损伤的修复

一、实验内容

实验内容如表 2.1 所示。

表 2.1

大体标本	组织切片
左心室向心性肥大	肉芽组织(17 号)

二、重点要求

1. 掌握肉芽组织的组成、意义及特点。
2. 了解修复与适应的概念及类型。

三、大体标本

左心室向心性肥大(left ventricular concentric hypertrophy)

成人心脏,心脏体积明显增大,左室壁显著肥厚约 1.7 cm(正常成人左心室壁厚为 0.8~1.0 cm),左心室腔未见明显扩大,肉柱、乳头肌增粗(死者生前有高血压病史)(见第 83 页彩图 D-13)。

四、组织切片

17 号:肉芽组织(granulation tissue)

低倍镜下观察:表层可见红染无结构坏死物质,增生的毛细血管呈实心条索状或裂隙状,与表面垂直排列,周围间质疏松,其中可见大量增生的成纤维细胞,伴炎细胞浸润。高倍镜下见增生的成纤维细胞呈短梭形或星芒状,核呈卵圆形,胞质为粉红色。间质中有中性粒细胞、淋巴细胞、浆细胞浸润(见第 83 页彩图 J-5)。

第三章　局部血液循环障碍

一、实验内容

实验内容如表 3.1 所示。

表 3.1

大体标本	组织切片
1. 慢性肝淤血	1. 慢性肝淤血(1 号)
2. 慢性肺淤血	2. 慢性肺淤血(2 号)
3. 肺点状出血	3. 混合血栓(3 号)
4. 静脉混合血栓	4. 脾贫血性梗死(5 号)
5. 肠出血性梗死	
6. 脑出血	

二、重点要求

1. 掌握慢性肝淤血和慢性肺淤血的病理变化。
2. 掌握混合血栓的形态和可能产生的后果。
3. 掌握贫血性梗死及出血性梗死的形态特点。

三、大体标本

（一）慢性肝淤血(chronic hepatic congestion)

　　肝体积增大,被膜紧张,质地变硬,切面呈红(淤血区,固定液浸泡后呈黑褐色)
黄(肝脂肪变性)相间的条纹状,似中药槟榔的切面,故称"槟榔肝"(见第 84 页彩图
D-14)。

（二）慢性肺淤血(chronic pulmonary congestion)

肺脏体积变大，重量增加，边缘变钝。切面呈一致性暗红色，质地变实（见第84页彩图D-15）。

（三）肺点状出血(pulmonary spotting)

左肺标本，下叶明显肿大，其背部胸膜面上见散在分布的针尖到粟粒大的铁锈色小点，为出血点，以下叶为甚（见第84页彩图D-16）。

（四）静脉混合血栓(mixed venous thrombosis)

剖开的静脉一段，其静脉腔内可见一干燥、无光泽、黑褐色的固形物阻塞，长约10 cm（见第84页彩图D-17）。

（五）肠套叠(intussusception)

肠管一段，长约15 cm，整段肠管壁明显水肿、出血、坏死，呈黑褐色，切端可见外层肠管内套有一层肠管（见第84页彩图D-18）。

（六）肠出血性梗死(intestinal hemorrhagic infarction)

小肠一段，呈袢状缠绕，整个肠管均坏死、出血，肿胀呈黑褐色，失去光泽（见第84页彩图D-19）。

（七）脑出血(cerebral hemorrhage)

大脑冠状切面，在右侧内囊处有一大小为3.5 cm×4.0 cm的出血灶，边界清楚（见第85页彩图D-20）。

组织切片

（一）1号：慢性肝淤血(chronic hepatic congestion)

低倍镜下见肝小叶中央静脉及其周围肝窦扩张充血。高倍镜下见小叶中央区肝索解离，肝细胞萎缩或消失。小叶周边部肝细胞可发生脂肪变性（见第85页彩图J-6）。

（二）2 号：慢性肺淤血（chronic pulmonary congestion）

低倍镜下见肺泡壁毛细血管扩张、充血，肺泡壁增厚。高倍镜下见肺泡腔内有较多含有棕黄色含铁血黄素颗粒的单核巨噬细胞，即"心力衰竭细胞"；另见少量的单核巨噬细胞、红细胞和淡粉色细颗粒状的蛋白水肿液（见第 85 页彩图 J-7）。

（三）3 号：混合血栓（mixed thrombus）

低倍镜下心肌纤维轮廓依然存在，但很模糊。高倍镜下坏死的心肌纤维细胞核消失，心肌间质内有多数白细胞浸润（大多已崩解，呈紫色颗粒状）；心内膜处附有混合血栓，主要由淡红色、无结构、不规则的血小板梁和充满小梁间纤维蛋白网的红细胞所构成，血小板梁边缘可见有中性白细胞附着；心外膜有纤维素及白细胞渗出（见第 85 页彩图 J-8）。

（四）5 号：脾贫血性梗死（splenic infarction anemia）

肉眼见切片部分区域组织淡染，淡染区域即为梗死灶。低倍镜下梗死灶呈粉红色，脾组织结构轮廓尚保存，梗死灶与周边组织交界处有散在出血灶（即充血出血带）。高倍镜下梗死灶细胞核大部分已消失，可见核碎片，充血出血带中可见黄褐色含铁血黄素颗粒（见第 85 页彩图J-9）。

第四章 炎 症

一、实验内容

实验内容如表 4.1 所示。

表 4.1

大体标本	组织切片
1. 纤维素性心包炎	1. 鼻息肉(15 号)
2. 纤维素性心包炎及胸膜炎	2. 细菌性痢疾(12 号)
3. 假膜性炎	3. 阑尾蜂窝组织炎(13 号)
4. 脓肿	4. 肝脓肿(14 号)
5. 阑尾蜂窝组织炎	5. 慢性胆囊炎(16 号)
6. 化脓性脑膜炎	
7. 慢性胆囊炎	
8. 炎性假瘤	

二、重点要求

1. 掌握炎症的概念及基本病变。
2. 掌握各种常见炎症细胞的形态及功能。
3. 掌握各类炎症的病变特点。

三、大体标本

(一) 纤维素性心包炎(绒毛心)(fibrinous pericarditis)

带部分主动脉的心脏,心包壁层已剥离上翻,显露出心包脏层(心外膜),心外膜表面失去光泽、粗糙,被覆有一层黄色的渗出物,呈絮状或绒毛状;心包壁层也有类似改变,但程度比较轻微(见第 85 页彩图 D-21)。

（二）纤维素性心包炎及胸膜炎（fibrinous pericarditis and pleuritis）

心脏及肺标本，心脏心外膜病变基本同上。除此之外，一侧肺脏表面粗糙，被覆有炎性渗出物，呈絮状或条索状（见第86页彩图 D-22）。

（三）气管白喉（diphtheria of trachea）

肺及喉、气管标本，气管已经切开。咽喉部、气管以及支气管黏膜表层覆盖有一层灰黄色或灰白色膜状物即假膜，气管及支气管内假膜多已剥落（见第86页彩图 D-23）。

（四）细菌性痢疾（结肠假膜性炎）（bacillary dysentery）

结肠一段，黏膜皱襞消失或不清，表面覆盖有一层灰黄色的膜状物，部分膜状物已经开始脱落，形成不规则的"地图样"溃疡（见第86页彩图 D-24）。

（五）肝脓肿（abscess of liver）

肝脏切面上见多个大小不等灰黄色病灶，大小为 1.0～2.0 cm，边界较清晰，部分病灶中央坏死物已经流失，形成脓肿（见第86页彩图 D-25）。

（六）肺脓肿（abscess of lung）

肺脏切面见多个散在分布的小脓腔，直径 0.3～1.0 cm，边界清楚，腔内容物已经流失（见第86页彩图 D-26）。

（七）脑脓肿（abscess of brain）

儿童大脑的冠状切面，在一侧大脑颞叶下部见一不规则脓腔，直径约 1.5 cm，边界清楚，腔内残留有黄色黏稠脓液（见第86页彩图 D-27）。

（八）急性蜂窝织炎性阑尾炎（acute phlegmonous appendicitis）（中）
　　 和急性坏疽性阑尾炎（acute gangrenous appendicitis）（右）

瓶中可见三条阑尾，左面一条为正常阑尾以示对照；中间一条阑尾明显增粗，表面血管充血，附有黄白色炎性渗出物（脓苔）；右面一条阑尾呈污绿色，表面部分区域附着有黄白色脓性渗出物（见第87页彩图 D-28）。

（九）化脓性脑膜炎（purulent meningitis）

大脑标本，脑膜血管明显扩张、充血，脑表面覆盖有一层黄色脓性渗出物，脑回变宽，脑沟变窄、变浅，部分区域由于脓性渗出物的覆盖，脑回、脑沟不清。病变以脑顶部为甚（见第 106 页彩图 D-107）。

（十）慢性胆囊炎（chronic cholecystitis）

已剖开的胆囊，胆囊壁增厚 0.2～0.8 cm，胆囊黏膜粗糙不平（见第 87 页彩图 D-29）。

（十一）慢性胆囊炎伴胆结石（chronic cholecystitis）

已剖开的胆囊，胆囊体积明显增大，胆囊黏膜粗糙不平，胆囊内见有椭圆形结石。

（十二）肺炎性假瘤（inflammatory pseudotumor of lung）

肺脏标本，切面见部分肺脏，呈灰黄色，质实，边界较清晰，似肿瘤（见第 87 页彩图 D-30）。

四、组织切片

（一）15 号：鼻息肉（nasal polyps）

鼻黏膜炎性息肉组织，表面被覆假复层纤毛柱状上皮，上皮下组织十分疏松，有大量淡红染水肿液，有多数浆细胞、淋巴细胞、嗜酸性粒细胞及少数单核细胞、中性粒细胞浸润，血管充血。先用低倍，再用高倍观察上述炎细胞及水肿液的形态特征（见第 87 页彩图 J-10a）。

（二）12 号：细菌性痢疾（bacillary dysentery）

① 肠黏膜浅表部分坏死，其上覆盖有大量红色网絮状纤维素渗出物并杂有一些中性粒细胞（假膜形成）（见第 87 页彩图 J-10b）。

② 黏膜和黏膜下层充血、水肿，有比较多的中性粒细胞和一些淋巴细胞、单核细胞浸润，肌层和浆膜层病变不明显。

（三）13 号：急性蜂窝织炎性阑尾炎（acute phlegmonous appendicitis）

低倍镜下依次观察阑尾各层结构，可见从黏膜层到浆膜层均充血、水肿，有多数中性粒细胞和少数嗜酸性粒细胞弥散浸润；高倍镜下观察中性粒细胞和嗜酸性粒细胞形态特点及分布情况（见第 87 页彩图 J－11）。

（四）14 号：肝脓肿（liver abscess）

① 肉眼见红染的肝组织中出现若干淡蓝色区域即主要病变部位。

② 低倍镜下见肝组织呈灶性坏死，坏死灶中有大量中性粒细胞聚集，该处即脓肿，部分脓肿内尚可见细菌团（为深蓝色的密集的细粒）；高倍镜下见脓肿内肝细胞坏死、结构消失，有大量中性粒细胞密集，部分崩解，有的还可见蓝色的细菌团（见第 88 页彩图 J－12）。

（五）16 号：慢性胆囊炎（chronic cholecystitis）

镜下见黏膜较完整，黏膜腺体增生，有的深入黏膜深层，肌层明显肥厚。各层之间均可见有淋巴细胞、浆细胞、单核细胞浸润，并伴有结缔组织增生（见第 88 页彩图 J－13）。

第五章 肿 瘤

一、实验内容

实验内容如表 5.1 所示。

表 5.1

大体标本	组织切片
一、肿瘤的生长方式	1. 鳞状上皮乳头状瘤(26 号)
1. 外生性生长	2. 鳞状细胞癌(29 号)
2. 膨胀性生长	3. 肠腺瘤(27 号)
3. 浸润性生长	4. 肠腺癌(24 号)
二、肿瘤的转移	5. 纤维瘤(18 号)
1. 淋巴结转移性癌	6. 纤维肉瘤(21 号)
2. 血道转移性癌	7. 淋巴结转移性腺癌(32 号)
三、常见肿瘤	
1. 皮肤乳头状瘤	
2. 皮肤鳞状细胞癌	
3. 阴茎鳞癌	
4. 肠腺瘤	
5. 肠腺癌	
6. 卵巢囊腺瘤	
7. (卵巢)乳头状囊腺癌	
8. 纤维瘤	
9. 脂肪瘤	
10. 血管瘤	
11. 淋巴管瘤	
12. 平滑肌瘤	
13. 纤维肉瘤	
14. 脂肪肉瘤	
15. 骨肉瘤	
16. 恶性黑色素瘤	
17. 畸胎瘤	

二、重点要求

1. 掌握各种肿瘤的大体形态特点。
2. 掌握肿瘤的生长方式及转移特点。
3. 掌握良、恶性肿瘤的鉴别点。

三、大体标本

（一）子宫浆膜下平滑肌瘤（subserous leiomyoma of uterus）
　　（外生性生长）

全子宫切除标本，子宫浆膜下见一直径约 3 cm 的肿物，界清，切面灰白色，质韧，呈编织状，向浆膜外突起。

（二）子宫颈管黏膜下肌瘤（submucous leiomyoma of endocervial
　　canal）（外生性生长）

全子宫及一侧附件切除标本，子宫颈管处有一向宫颈管腔内突出的肿物，直径约 2.5 cm，灰白色，表面光滑。

（三）子宫肌壁间多发性平滑肌瘤（intramural multiple leiomyoma
　　of uterus）（膨胀性生长）

全子宫及一侧附件切除标本，子宫肌壁间见两个直径分别为 5 cm、1 cm 的球形肿物，切面灰白色，界清，质韧，呈编织状（见第 88 页彩图 D-31）。

（四）子宫肌壁间平滑肌瘤（intramural leiomyoma of uterus）
　　（膨胀性生长）

全子宫切除标本，子宫肌壁间见一球形肿物，直径约 9 cm，边界清楚，并压迫周围组织，切面灰白灰红色，可见纵横交错的条纹（编织状）。

（五）皮肤鳞状上皮乳头状瘤（squamous epithelium papilloma of
　　skin）（外生性生长）

标本为肿物及皮瓣组织，肿物突出于皮肤表面（无浸润），呈乳头状，形如桑葚，基底宽,有蒂(见第 88 页彩图 D-32)。

(六) 乳腺癌(carcinoma of breast)(浸润性生长)

单纯性乳腺肿块切除标本,乳头略凹陷,皮肤外观呈橘皮样(见第 104 页彩图 D-102),乳房外下象限乳晕下见皮肤明显隆起,切面见一巨大灰白色肿物,边界不清,表面溃破,在皮下及脂肪组织之间浸润生长。

(七) 头皮鳞状细胞癌(squamous cell carcinoma of head skin)

标本为部分头皮及肿物,头皮表面见巨大菜花状肿物,直径约 10 cm,高出皮面 1.5~3.0 cm,表面可见坏死及出血(见第 88 页彩图 D-33)。

(八) 拇指皮肤鳞状细胞癌(squamous cell carcinoma of thumb)

拇指切除标本,近端皮肤溃烂,形成溃疡,周围高低不平,底部坏死明显(见第 88 页彩图 D-34)。

(九) 阴茎鳞状细胞癌(squamous cell carcinoma of penile)(浸润性生长)

阴茎切除标本,阴茎头部见较大灰白色菜花状肿物,切面见灰白色肿物呈浸润性生长,破坏阴茎海绵体(见第 89 页彩图 D-35)。

(十) 膀胱移行上皮乳头状癌(transitional cell papillary caricinoma of bladder)和膀胱尿路上皮癌(urothelial carcinoma of bladder)(外生性生长)

部分膀胱壁切除标本,已翻转的膀胱黏膜表面全被呈乳头状或绒毛状突起的肿瘤占据(见第 91 页彩图 D-51)。

(十一) 淋巴结转移性恶性黑色素瘤(metastatic malignant melanoma of lymph node)

标本为多个淋巴结融合,淋巴结明显肿大,切面见黑褐色(黑色素瘤细胞产生黑色素)和灰白色相互混杂(见第 91 页彩图 D-52)。

(十二) 淋巴结转移性癌(metastatic carcinoma of lymph node)

标本为融合的颈部淋巴结,淋巴结体积明显增大,最大直径达 3.5 cm,切面呈灰白色,大部分淋巴结相互融合成团,似"生姜块"(见第 92 页彩图 D - 53)。(本例为鼻咽癌经淋巴道转移而来。)

（十三）肝脏转移性癌（metastatic carcinoma of liver）

部分肝脏切除标本,体积略肿大,肝脏表面及切面可见多个散在分布的球形灰白色结节,大小不等,界面较清,分布多靠近肝表面区域(见第 92 页彩图 D - 54)。

（十四）结肠家族性多发性腺瘤性息肉病（familial multiple adenmatous polypus of colon）

标本为一段结肠,长约 12 cm,黏膜面布满大小不等的息肉状突起,小者芝麻大小,大者直径 1.8～2.0 cm,有蒂与肠壁相连(见第 89 页彩图 D - 37)。

（十五）肠腺瘤（adenoma of intestine）

肠管一段,黏膜面上可见一息肉状肿物向肠腔突起,直径 3～4 cm,表面光滑,基底部有蒂与肠壁相连(见第 89 页彩图 D - 36)。(经切片证实。)

（十六）结肠癌（溃疡型）（carcinoma of colon ulcerative type）

标本为一段结肠,近一端黏膜面可见一溃疡型肿物,大小约 6 cm×4 cm,底部坏死明显,可见出血,边缘隆起(见第 89 页彩图 D - 38)。

（十七）结肠癌（隆起型）（carcinoma of colon uplift type）

右半结肠切除标本,其中回肠约10 cm,结肠约 10 cm,阑尾长约 6 cm,回盲部可见一菜花状肿物突入肠腔,大小约 4 cm×3 cm×1.5 cm,基底部较宽。

（十八）直肠癌（溃疡型）（carcinoma of rectum ulcerative type）

标本为带肛门的直肠一段,齿状线上一侧见一溃疡,大小约为 3 cm×2.5 cm,边缘隆起,底部凹凸不平,切面灰白,肿瘤组织浸润至肠外壁软组织。

（十九）（卵巢）浆液性囊腺瘤（serous cystadenoma of ovary）

标本为单房性囊性肿物,直径 8～10 cm,外表面光滑,囊内为透明的清亮或淡黄液体,囊内外壁均未见乳头。

(二十)（卵巢）浆液性乳头状囊腺瘤（serous papillary cystadenoma of ovary）

标本为囊性肿物,已剪开,囊内容物已流失(大小无法准确测量),单房,见囊内壁附有散在分布、大小不等的乳头状物(见第89页彩图 D - 39)。

(二十一)（卵巢）黏液性囊腺瘤（mucinous cystadenoma of ovary）

标本为卵巢囊性肿瘤剖面,大小约 18 cm×11 cm,表面尚光滑,切面见多个大小不等的囊腔,囊壁薄,囊腔内积有大量黏液,灰白色,半透明,经固定后呈胶冻状(见第89页彩图 D - 40)。

(二十二)（卵巢）乳头状囊腺癌（papillary adenocarcinoma of ovary）

标本为卵巢肿物,大体呈囊性,剪开见囊内几乎充满呈乳头状生长的肿物,灰白色,囊外壁亦见少数乳头生长(见第90页彩图 D - 41)。

(二十三)纤维瘤（fibroma）

标本为灰白色肿物,直径约 5 cm,表面光滑,包膜完整,切面灰白,可见编织状排列的条纹。

(二十四)（卵巢）纤维瘤（fibroma of ovary）

标本为卵巢肿瘤剖面,大小约 22 cm×14 cm×4 cm,包膜完整,灰白色,切面见较明显纵横交错的白色条纹(见第90页彩图 D - 42)。

(二十五)脂肪瘤（lipoma）

单纯肿瘤切除标本,肿瘤为金黄色,外观呈分叶状,扁圆形,质软,有完整包膜。

(二十六)肠脂肪瘤（lipoma of intestine）

标本为肠管一段,约 10 cm,肠黏膜下可见一突起肿物,直径约 4 cm,切面呈金黄色,油腻感,界清(见第90页彩图 D - 43)。

(二十七)海绵状血管瘤（cavernous hemangioma）

标本为暗红色肿物,大小约 4 cm×3.5 cm,无包膜,切面呈海绵状,充满小腔隙(为扩张的血管),壁薄,色暗红;肿瘤边缘尚有部分唾腺组织(见第90页彩图 D - 44)。

（二十八）淋巴管瘤（lymphangioma）

标本为带皮瓣的肿物，肿物位于皮下，大小约 4.5 cm×3 cm，无包膜，切面灰白、多囊性（为扩张的淋巴管），囊内容物（淋巴液）已流失（见第 90 页彩图 D-45）。

（二十九）纤维肉瘤（fibrosarcoma）

标本为带皮瓣的肿物，肿物位于皮下，大小约 8.5 cm×7.5 cm×5.5 cm，切面灰红色，质细腻，鱼肉状，无包膜，但界尚清（见第 90 页彩图 D-46）。

（三十）（胫骨上端）骨肉瘤（osteosarcoma upper tibial）

标本包括股骨下端、膝关节、胫骨上端，见肿物位于胫骨上端，此处骨质破坏，为瘤组织取代，并已侵及临近组织，肿瘤呈灰红灰白色，鱼肉状，无包膜（见第 91 页彩图 D-47）。

（三十一）（股骨下端）骨肉瘤（osteosarcoma distal femur）

标本包括股骨下端、膝关节及胫骨上端，已矢状剖开，剖面见肿物位于股骨下端，骨质完全破坏，为肿瘤组织取代，并已侵及临近组织，肿瘤呈灰红灰白色，鱼肉状，无包膜。

（三十二）脂肪肉瘤（liposarcoma）

标本为肿瘤组织的一部分，无包膜，切面灰白灰红色，部分呈淡黄色，见少量出血，质细腻，鱼肉状（见第 91 页彩图 D-48）。

（三十三）恶性黑色素瘤（malignant melanoma）

标本为两个肿瘤标本，大者约 5 cm×3.5 cm×1.5 cm，表面及切面均呈黑色（因为瘤细胞产生黑色素）；小者为眼球，球内为黑色素瘤组织占据（见第 91 页彩图 D-49）。

（三十四）（卵巢）畸胎瘤（teratoma of ovary）

标本为囊性肿物，囊外壁光滑，直径约 10 cm，囊内充满毛发、皮脂，并可见两颗"牙齿"（见第 91 页彩图 D-50）。

四、组织切片

(一) 26 号:鳞状上皮乳头状瘤(squamous epithelium papilloma)

瘤组织由复层鳞状上皮组成,向皮肤表面呈乳头状外生性生长,在不同切面见瘤细胞团的中心为纤维结缔组织束(即肿瘤间质),表面为增生的鳞状上皮(即肿瘤实质),类似正常皮肤结构,表层为红染的角质层,其内为颗粒层及棘细胞层,最内侧为基底层,排列规则,分化成熟,不向深层间质浸润生长(见第 92 页彩图 J - 14)。

(二) 29 号:鳞状细胞癌(squamous cell carcinoma)

① 低倍镜下见上皮下组织内有多数类似于鳞状细胞的不规则细胞团,呈巢状排列,称为癌巢。

② 高倍镜下见癌巢边缘的细胞呈梭形或立方形,与复层鳞状上皮的基底层细胞相似,内层癌细胞为多边形或不规则形,有的癌巢中心见球形角化物,呈层状结构(角化珠),癌组织向深层间质浸润生长(见第 92 页彩图 J - 15)。癌细胞核明显异形,核大、深染,核分裂象易见。此外,间质血管充血。有较多淋巴细胞、浆细胞浸润。

(三) 27 号:肠腺瘤(intestine adenoma)

① 本例息肉状肠腺瘤是外科手术切除之标本,从息肉状肠腺瘤的基底部取下,故整个切片均为向肠腔突起生长的瘤组织切面。

② 低倍镜下见瘤组织的实质呈大小不等腺管状结构,大部分腺腔内积有淡蓝色黏液(见第 92 页彩图 J - 16)。

③ 高倍镜下见瘤细胞呈柱状,核亦为柱状位于细胞的基底部。细胞及核的形状、大小、排列均较规则,有的胞浆内积有黏液而呈空泡状;有的腺腔内因积聚黏液较多,而呈囊状扩张。腺管之间的纤维结缔组织为肿瘤的间质。

(四) 24 号:肠腺癌(intestine adenocarcinoma)

① 低倍镜下见大部分肠黏膜及腺体均被癌组织破坏,癌组织呈不规则腺管状结构,癌组织向深层侵犯,侵入黏膜下层及和肌层(见第 92 页彩图 J - 17)。

② 高倍镜下见管状排列的癌细胞,失去正常排列次序,细胞层次增多,排列紊乱、极性消失、核大、着色深、有较多核分裂象。

（五）18 号：纤维瘤（fibroma）

低倍镜下见瘤组织由编织状排列的纤维组织构成，细胞数目较少，纤维较多。高倍镜下见瘤细胞略呈梭形或卵圆形，两端较尖，颇似正常的纤维细胞。瘤细胞的形状、大小、排列均较规则，未见核分裂象，分化较成熟（见第 93 页彩图 J - 18）。

（六）21 号：纤维肉瘤（fibrosarcoma）

低倍镜下见瘤组织由梭形成纤维细胞样细胞构成，瘤细胞密集，纤维成分较少，红色无结构的区域为坏死的瘤组织。高倍镜下见瘤细胞略呈梭形、形状不规则，核肥大，着色深，形状、大小不一，见少量分裂象，偶见多核瘤巨细胞。瘤组织中见散在的坏死灶，呈红染颗粒状（见第 93 页彩图 J - 19）。

（七）32 号：淋巴结转移性腺癌（metastatic adenocarcinoma of lymph node）

镜下见淋巴结结构部分保存，见有淋巴滤泡、淋巴索及淋巴窦结构，淋巴结内可见有腺管状排列的癌组织浸润，癌细胞核大，着色深，有明显异型，核分裂较多（见第 93 页彩图 J - 20）。

第六章　心血管系统疾病

一、实验内容

实验内容见表 6.1。

表 6.1

大体标本	组织切片
1. 动脉粥样硬化	1. 主动脉粥样硬化(48 号)
2. 风湿性心瓣膜病	2. 心肌梗死伴附壁血栓(3 号)
3. 心瓣膜病	3. 细动脉硬化性固缩肾(49 号)
4. 亚急性感染性心内膜炎	4. 风湿性心肌炎(45 号)
5. 急性感染性心内膜炎	
6. 肺源性心脏病	
7. 高血压性心脏病伴动脉粥样硬化	
8. 冠状动脉粥样硬化	
9. 脑出血	
10. 蛛网膜下腔出血	
11. 颗粒性固缩肾	

二、重点要求

1. 掌握动脉粥样硬化的基本病变,特别是冠状动脉粥样硬化的病变特点及临床病理联系。

2. 掌握高血压病时主要脏器的病理变化及临床病理联系。

3. 掌握风湿性心脏病的病理变化及受累各器官病变特点。

4. 比较风湿性心内膜炎与感染性心内膜炎形态上的区别及相互关系。

三、大体标本

(一)主动脉粥样硬化(atherosclerosis)(脂纹 fatty streak)

已剖开腹主动脉一段,管壁多处孔洞为小动脉分支开口;血管内膜面见有淡黄色点状或条状病灶,不隆起或略高出内膜表面(见第 93 页彩图 D-55),较多见于小动脉分支开口处。

(二)主动脉粥样硬化(atherosclerosis)(纤维斑块 fibrous plaque)

已剖开胸主动脉一段,长约 23 cm,血管内膜面可见散在不规则黄白色蜡滴状病灶,表面隆起,但内膜面尚未破溃(见第 93 页彩图 D-56)。

(三)主动脉粥样硬化(atherosclerosis)(粥样斑块破裂 atheromatous plaque and plaque rupture)

已剖开腹主动脉一段,长约 19 cm,血管内膜面可见较多不规则灰黄色斑块突起,斑块表面为白色质硬组织,其中大部分已溃破形成溃疡,故可见斑块深部为白色或黄白色粥样坏死组织(见第 93 页彩图 D-57)。

(四)冠状动脉粥样硬化(coronary atherosclerosis)

心脏标本,剖开冠状动脉左前降支,见血管内膜表面,尤其是接近于左前降支开口处、心壁侧血管内膜面可见不规则灰黄色斑块(见第 94 页彩图 D-58),斑块向管腔面隆起,使管腔变窄。

(五)原发性颗粒性固缩肾(primary granular atrophy of the kidney)

肾脏体积明显缩小,表面呈弥漫性细颗粒状。切面皮质变薄,皮髓质分界不清。肾盂周围脂肪相对增多(见第 94 页彩图 D-59)。

(六)二尖瓣狭窄伴关闭不全(mitral stenosis companion closed insufficiency)

左心房和左、右心室均已被剪开。从左心房看,见二尖瓣口高度狭窄呈鱼口状,左心房明显扩张。从左心室看,二尖瓣瓣膜增厚、变形,瓣叶粘连,左心室略扩张。三尖瓣瓣膜也有轻度增厚,但病变较轻。

（七）二尖瓣及三尖瓣狭窄并关闭不全(the mitral valve and tricuspid narrow and close insufficiency)

上方心脏标本为正常心脏,作为对照,可见三尖瓣膜呈半透明状,有弹性。下方心脏标本体积明显增大,左心房及右心室已剪开。从左心房看,见二尖瓣口径显著狭窄,呈钮扣洞状的裂隙,左心房明显扩张。从剪开的右心室看,三尖瓣膜增厚,变形,僵硬,瓣叶间相互粘连,卷缩,腱索增粗,缩短(见第94页彩图D-60)。

（八）急性感染性心内膜炎(infective endocarditis)

心脏标本,左、右心室已剪开,在三尖瓣上可见一不规则(鸡冠花样)紫褐色赘生物附着,质地松脆,三尖瓣瓣膜已被破坏,腱索断裂。从左心室看,标记箭头指处为膜部室间隔缺损畸形。

（九）亚急性感染性心内膜炎(subacute infective endocarditis)

心脏标本,心脏体积明显增大,从剪开的心室看,在主脉瓣膜的心室面有一较大的紫褐色赘生物附着,形状不规则,质地松脆,主动脉瓣膜已被破坏,左心室扩张(见第94页彩图D-61)。

四、组织切片

（一）48号:主动脉粥样硬化(atherosclerosis of aorta)

① 低倍镜下:血管内膜胶原纤维增生明显,向表面隆起,即纤维帽,为斑块表层;其下深部可见大量呈红染细颗粒状无定形坏死崩解产物、呈菱形或针形裂隙的胆固醇结晶(因制片过程中胆固醇被酒精、二甲苯溶解)以及钙盐沉积;血管中膜因斑块压迫,导致平滑肌萎缩、弹力纤维破坏而变薄。
② 高倍镜下:内膜增生的胶原纤维发生玻璃样变性,斑块边缘和底部可见泡沫细胞、少量淋巴细胞及肉芽组织形成(见第94页彩图J-21)。

（二）3号:心肌梗死伴附壁血栓(myocardial infarction with mural thrombus)

低倍镜下可见心肌纤维轮廓依然存在,但很模糊(见第85页彩图J-9)。高倍镜下观察:坏死的心肌纤维细胞核消失,看不到闰盘及肌原纤维等微细结构,心肌间质内有多数白细胞浸润(大多已崩解,呈紫色颗粒状)。心内膜处附有血栓成分,其中淡红色颗粒比较粗而不规则的是血小板梁,小梁之间为红染的条网状纤维素,网眼中有红、白细胞;心外膜有纤维素及白细胞渗出。

(三) 45 号:风湿性心肌炎(rheumatic myocarditis)

① 标本取自左心室壁。

② 低倍镜下:心肌间质中可见一些散在不规则细胞性结节,略呈椭圆形或梭形,多位于小血管附近,称为阿少夫小体(Aschoff body),或风湿小体、风湿性肉芽肿等。

③ 高倍镜下:观察阿少夫小体,其中一些细胞,体积较大,胞浆丰富,嗜碱略呈蓝染,核大,单个(偶见多核),圆形或椭圆形,核膜清晰,染色质集中于中央,部分核呈枭眼状(横切面),部分核呈毛虫状(纵切面),即所谓风湿细胞或阿少夫细胞(Aschoff cell);病变周围可见少量淋巴细胞,浆细胞,在小结中偶见少量淡蓝染黏液样物(黏液样变性)和红色条状纤维素样物(纤维素样变性)。

④ 另见心肌间质充血、水肿(见第 94 页彩图 J‑22)。

(四) 49 号:原发性颗粒性固缩肾(primary granular atrophy of the kidney)

① 肾间质内小动脉和细动脉壁增厚、玻璃样变性(呈红色均质半透明状),管腔狭窄,甚至闭塞。

② 大部分肾单位出现缺血性损伤,肾小球呈不同程度萎缩、纤维化或伴有玻璃样变性,肾小管萎缩甚至消失;肾间质纤维化,伴淋巴细胞、浆细胞浸润。

③ 少量肾单位出现代偿性改变,肾小球体积增大,肾小管上皮细胞变扁,管腔扩张,腔内可见各种管型(见第 95 页彩图 J‑23)。

第七章　呼吸系统疾病

一、实验内容

实验内容见表7.1。

表 7.1

大体标本	组织切片
1. 大叶性肺炎	1. 大叶性肺炎（红色肝样变期）（50号）
2. 小叶性肺炎	2. 大叶性肺炎（灰色肝样变期）（51号）
3. 融合性小叶性肺炎	3. 小叶性肺炎（52号）
4. 支气管扩张症伴肺气肿	4. 矽肺（53号）
5. 支气管扩张症伴肺脓肿	5. 鳞状细胞癌（34号）
6. 慢性肺源性心脏病	
7. 硅肺结核病	
8. 硅肺伴肺癌	
9. 肺癌（周围型）	
10. 肺癌（中央型）	

二、重点要求

1. 掌握肺气肿、支气管扩张症、慢性肺源性心脏病的病理变化及临床病理联系。
2. 掌握大叶性肺炎、小叶性肺炎的病理变化及临床病理联系。
3. 掌握硅肺的基本病变及并发症。
4. 掌握肺癌的大体类型及常见组织学类型。

三、大体标本

(一) 支气管扩张症伴肺气肿 (pulmonary emphysema and bronchiectasis)

儿童肺脏标本(左肺切面),标本切面近肺门处多处中、小支气管管壁明显扩张,呈柱状、囊状,管壁明显增厚,尤以下叶为甚,另见左肺上叶周边部分肺组织明显疏松,呈海绵状(见第 95 页彩图 D-62)。

(二) 支气管扩张症伴肺脓肿 (bronchiectasis and abscess of lung)

肺脏一叶,切面见部分支气管明显扩张,管壁明显增厚,同时在标本上部近肺膜处可见一大小约 2.2 cm×1.2 cm 缺损,缺损面呈不规则破絮状,内容物已流失(见第 95 页彩图 D-63)。

(三) 大叶性肺炎 (lobar pneumonia) (灰色肝样变期)

小儿右肺剖面,见整个中叶肺组织呈灰白色,质实如肝脏,病变均匀一致,与上、下叶正常肺组织分界清晰。病变肺叶相应胸膜表面附有少量絮状的纤维炎性渗出物(见第 95 页彩图 D-64)。

(四) 小叶性肺炎 (lobular pneumonia)

小儿右肺剖面,表面及切面均见有灰黄、实变病灶,针尖至粟粒大小,直径为 0.5～1.0 cm,分布弥散,以下叶居多(见第 95 页彩图 D-65)。

(五) 融合性小叶性肺炎 (confluent bronchopneumonia)

小儿左肺标本,表面及两叶均可见散布灰黄色实变病灶,部分为粟粒大小,但肺下叶病灶多融合呈片状。

(六) 慢性肺源性心脏病 (chronic cor pulmonale)

心脏体积增大,重量增加,右心室室壁增厚为0.7 cm(正常为 0.3 cm),右心室扩张,室内乳头肌增粗。

（七）硅肺结核病（silico tuberculosis）

成人左肺剖面，切面可见散在灰黄色不规则病灶，多为干酪样坏死灶，以肺上部明显，并可见浅的结核空洞形成。硅结节需仔细观察寻找：粟粒大小灰白色结节，直径 0.3～0.5 cm（部分区域相邻硅结节可相互融合，体积则较大），边界清楚，散布于全肺，质硬，触之有砂粒感（见第 95 页彩图 D-66）。

（八）硅肺伴转移癌（silicosis and tuberculosis）

成人双肺及支气管剖面。切面可见较多的粟粒至芝麻大小的灰白结节，界清，散布于双肺野，质硬，为硅结节。两肺剖面均可见片状灰红色实变区，经切片证实为转移性癌（见第 96 页彩图 D-67）。

（九）肺癌（carcinoma of the lung）（周围型）

部分肺叶切面，近肺膜的肺组织内处可见一孤立球形结节，直径约 4 cm，切面灰白、灰红，可见少量黑色坏死区，结节周围无包膜，但边界尚清（见第 96 页彩图 D-68）。

（十）肺癌（carcinoma of the lung）（中央型）

肺切面，见肿瘤位于肺门区，切面呈灰白、灰红色，并沿支气管向周围肺组织呈放射状浸润延伸，在肺门部形成包绕支气管的巨大肿块，与周围肺组织分界不清。支气管旁及肺门淋巴结常因癌转移而肿大，并与肺门肿块融合（见第 96 页彩图 D-69）。

四、组织切片

（一）50 号：大叶性肺炎（lobar pneumonia）（红色肝样变期）

① 肉眼：切片略呈正方形，红色，红色较深的区域即镜下所见典型的红色肝样变期的病变部分。

② 低倍镜下：肺组织实变，肺泡壁充血，肺泡腔充满炎性渗出物（见第 96 页彩图 J-24）。

③ 高倍镜下：肺泡壁毛细胞血管扩张、充血，肺泡腔内的炎性渗出物主要为红细胞和纤维素，其间杂有少量中性粒细胞、巨噬细胞或浆液，其中纤维素相互连接呈网状，并通过肺泡间孔与相邻肺泡腔内的纤维素网相连。但也有一部分肺泡腔

内充有较多的中性粒细胞及纤维素,表示炎症逐渐由红色肝样变期向灰色肝样变期过渡。

（二）51 号：大叶性肺炎（lobar pneumonia）（灰色肝样变期）

① 低倍镜下：肺泡壁充血减退,肺泡腔内充满大量炎性渗出物。

② 高倍镜下：肺泡腔内的炎性渗出物主要为中性粒细胞及大量纤维素,肺泡腔内的纤维素网通过肺泡间孔彼此相连的现象更为明显。肺泡腔内渗出物增多,肺泡壁毛细血管受压,呈贫血状态（见第 96 页彩图 J - 25）。

（三）52 号：小叶性肺炎（lobular pneumonia）

① 肉眼：切片内有散在的紫红色实变区为肺炎病灶。

② 镜下：病灶大多数以细支气管为中心,以肺小叶为范围,散在性分布。病灶中支气管、细支气管管壁充血、水肿,伴较多中性粒细胞、单核细胞浸润,部分支气管黏膜上皮坏死、脱落；支气管腔及其周围的肺泡腔内出现大量中性粒细胞、红细胞等炎性渗出物及脱落的上皮细胞。病灶邻近的肺泡壁毛细血管扩张充血,并有肺气肿（肺泡壁扩张,部分肺泡壁破裂融合）（见第 96 页彩图 J - 26）。

（四）53 号：硅肺（silicosis）

① 低倍镜下：多个大小不等的呈同心圆形的纤维性结节——即硅结节,其周肺组织纤维化明显。

② 高倍镜下：硅结节已纤维化,胶原纤维玻璃样变性,呈同心圆状、漩涡状排列；结节中心偶见小血管,管壁均增厚,管腔狭窄甚至闭锁；结节边缘见少许巨噬细胞,胞浆内吞噬有黄褐色（矽尘）或黑色（炭尘）细粒。有的几个相邻结节互相融合成大结节。硅结节附近部分肺组织呈肺气肿改变（见第 97 页彩图 J - 27）。

（五）34 号：肺鳞状细胞癌（squamous cell carcinoma）

① 肺组织结构被破坏,有大量巢状癌组织浸润,癌组织结构类似复层鳞状上皮,但排列不规则,癌细胞异型明显,病理性核分裂象多见,癌巢内有明显坏死及角化珠形成（见第 97 页彩图 J - 28）。

② 癌组织附近有结缔组织增生,并有大量炭末沉着物及大量淋巴细胞、浆细胞、单核细胞浸润。

第八章 消化系统疾病

一、实习内容

实验内容见表8.1。

表 8.1

大体标本	组织切片
1. 慢性萎缩性胃炎伴癌变	1. 慢性胃溃疡(58号)
2. 慢性肥厚性胃炎	2. 急性普通型肝炎(59号)
3. 慢性胃溃疡	3. 急性重型肝炎(60号)
4. 十二指肠溃疡伴穿孔	4. 门脉性肝硬化(61号)
5. 亚急性重型肝炎	5. 胆汁性肝硬化(62号)
6. 门脉性肝硬化	6. 胃腺癌(39号)
7. 食管及胃底静脉曲张	7. 肝细胞性肝癌(38号)
8. 慢性淤血性脾肿大	
9. 食管癌	
10. 胃癌	
11. 结肠癌	
12. 原发性肝癌	
13. 结肠家族性多发性腺瘤息肉病	

二、重点要求

1. 掌握胃与十二指肠溃疡的病理变化及并发症。
2. 掌握慢性萎缩性胃炎的病理变化。
3. 掌握各型病毒性肝炎及肝硬化的病理变化特点与临床病理联系。
4. 掌握消化道及肝脏肿瘤的病理特征。

三、大体标本

(一) 慢性萎缩性胃炎伴癌变(chronic atrophic gastritis and carcinoma)

胃黏膜萎缩变薄,黏膜皱襞变浅、变平,甚至消失,部分区域隐约可见黏膜下血管影。胃黏膜面中间偏左侧胃壁呈灰白色部分为癌变处(经组织切片证实)(见第97页彩图D-70)。

(二) 慢性肥厚性胃炎(chronic hypertrophic gastritis)

胃黏膜弥漫性肥厚,黏膜皱襞显著变宽、加深,形似脑回状(见第97页彩图D-71)。

(三) 胃消化性溃疡(chronic gastric ulcer)

标本一:大部分切除的胃,沿胃大弯剪开,胃小弯近幽门部胃黏膜面有两个略呈圆形的溃疡,大溃疡直径约0.8 cm,小溃疡直径约0.4 cm,溃疡边缘整齐,深达肌层,底部平坦(见第97页彩图D-72)。

标本二:大部分切除的胃,沿胃壁大弯剪开,胃小弯近幽门部黏膜面上有一椭圆形溃疡,溃疡深达胃壁浆膜层,溃疡直径2 cm,溃疡边缘整齐(见第97页彩图D-73)。

(四) 十二指肠溃疡伴穿孔(duodenal ulcer and perforation)

此标本为部分胃及一小段十二指肠,十二指肠球部黏膜有一个约1 cm×0.5 cm的不规则形溃疡,溃疡深达十二指肠壁浆膜并已发生溃疡底部穿孔(见第98页彩图D-74)。

(五) 亚急性重型肝炎(subacute severe hepatitis)

此标本为15岁患有病毒性肝炎儿童的肝脏,肝脏体积缩小,肝包膜略有皱缩(见第98页彩图D-75)。

(六) 门脉性肝硬化(小结节性肝硬化)(portal cirrhosis)

肝脏体积缩小,质地变硬,表面呈大小相仿的小结节状,切面见弥漫性均匀分布的灰黄色小结节,结节大小比较均匀一致,结节周围为增生的灰白色纤维组织包绕(见第 98 页彩图 D-76)。

(七) 食管下段与胃底静脉曲张(esophageal and gastric varicosis)

带一段食管的胃标本,胃贲门上一长条形组织为食管,食管下段黏膜下静脉丛与胃底静脉曲张淤血,扩张迂曲的静脉呈暗红色(见第 98 页彩图 D-77)。

(八) 慢性淤血性脾肿大(chronic congestive splenomegaly)

脾脏体积明显增大,暗红色,质硬,脾包膜增厚。

(九) 食管癌(carcinoma of esophagus)

标本一:溃疡型。食管一段(已剪开),黏膜面见一较大溃疡,溃疡直径约3 cm,边缘隆起,底部不平坦(见第 98 页彩图 D-78)。

标本二:蕈伞型。食管一段(已剪开),黏膜面见一扁圆形肿瘤,灰白色,类似蘑菇状突出于食管腔内(见第 98 页彩图 D-79)。

标本三:髓质型。食管一段,已纵向剖开,癌组织灰白色,似脑髓,于食管壁内浸润性生长,累及食管全周,食管壁显著增厚,管腔明显狭窄(见第 99 页彩图 D-80)。

标本四:缩窄型。食管一段(已剪开),病灶处食管壁增厚变硬,累及管壁全周,形成一环行狭窄,与正常组织分界不清,食管黏膜呈向心性收缩。

(十) 胃癌(carcinoma of stomach)

标本一:隆起型。全胃切除标本,胃窦胃小弯侧可见一灰白色隆起,似蘑菇状或息肉状,表面不平,可见坏死,肿块基底部胃壁增厚变硬,胃小弯侧及幽门周淋巴结肿大。

标本二:溃疡型。已经沿胃大弯剪开的胃标本,胃小弯近幽门部黏膜可见一较大的溃疡,溃疡直径约 5.5 cm,溃疡边缘隆起如器皿状或火山口状,溃疡底部高低不平(见第 99 页彩图 D-81)。

标本三:弥漫浸润型。灰白色癌组织弥漫性浸润于胃壁各层,致使全部胃壁显著增厚、变硬,胃腔缩小,胃黏膜皱襞消失,状似皮革制成的囊袋(见第 99 页彩图 D-82)。

(十一) 结肠癌(carcinoma of colon)

标本一:隆起型。结肠肠管一段(已剖开),肠腔内可见一灰白色隆起,息肉状,表面凹凸不平伴坏死。

标本二:溃疡型。结肠肠管一段,肠壁黏膜面上有一不规则形溃疡,溃疡直径5 cm,溃疡边缘隆起呈器皿状或火山口状,底部高低不平,癌组织向肠壁浸润,肠壁增厚。

标本三:溃疡型。回盲部标本,连接一段长约 6 cm 的回肠,结肠黏膜面可见一不规则形溃疡,溃疡直径 4 cm,溃疡边缘隆起,呈火山口状,底部不平坦(见第 99 页彩图 D-83)。

标本四:浸润型。结肠肠管一段(已剖开),癌组织向肠壁深层浸润性生长,累及肠腔全周,导致肠壁增厚变硬,局部肠管管径缩小。

标本五:胶样型。结肠肠管一段(已剖开),癌肿处肠壁增厚,累及肠腔 2/3 周,肿瘤表面与切面均呈半透明、胶冻状。

(十二) 原发性肝癌(primary carcinoma of liver)

标本一:早期肝癌(小肝癌)。肝脏组织一块,切面上可见一圆形肿块,直径2.5 cm,灰白色,无包膜,边界尚清楚,周围肝组织有肝硬化改变(见第 99 页彩图D-84)。

标本二:多结节型。肝脏切面可见多数大小不等的癌结节散在分布,灰白色、圆形或椭圆形,癌结节内可见坏死、出血(见第 99 页彩图D-85)。

标本三:巨块型。肝脏组织一块,切面见一直径约 5 cm 的灰白色肿块,肿块界限较清楚,肿块内有出血、坏死,周围肝组织有肝硬化改变(见第 100 页彩图D-86)。

标本四:弥漫型。肝脏切面可见弥漫性分布于肝内的极小癌结节,结节直径均在 0.5 cm 以下,质松脆,癌结节与肝硬化结节较难区别(见第 100 页彩图D-87)。

(十三) 结肠家族性多发性腺瘤息肉病(familial multiple adenomatous polyposis of colon)

肠管一段,长约 12 cm,黏膜面布满大小不等的息肉状突起,小者芝麻大小,大者直径1.8~2.0 cm,有蒂与肠壁相连(见第 89 页彩图 D-37)。

四、组织切片

(一) 58 号:慢性胃溃疡(chronic gastric ulcer)

① 肉眼观察,见组织切片上有一缺损处即为溃疡部位。

② 镜下,溃疡底部从内至外分为 4 层:(i)渗出层,位于溃疡表面,由纤维素

及中性白细胞等炎性渗出物构成。（ⅱ）坏死层，为红染无结构的坏死组织。（ⅲ）肉芽组织层，其中有丰富的毛细血管和增生的成纤维细胞及一些炎性细胞浸润。（ⅳ）瘢痕组织层，由大量胶原纤维及少数纤维细胞构成，其中毛细血管及炎性细胞均显著减少（见第100页彩图J-29）。

（二）59号：急性（普通型）肝炎（acute hepatitis）

镜下，以肝细胞广泛变性为主，肝细胞明显增大，胞浆疏松、染色淡，为肝细胞胞浆疏松化，有些肝细胞高度肿胀而成为圆形，胞浆透亮并显著大于正常肝细胞，此种肝细胞为气球样变性（见第100页彩图J-30）。可见散在单个或两三个肝细胞呈点状坏死，而此处可见炎细胞浸润。肝内毛细胆管扩张内有胆栓，汇管区有少量淋巴细胞，单核细胞浸润。

（三）60号：急性重型肝炎（acute hepatitis）

镜下，肝细胞广泛严重坏死，肝细胞索解离，肝细胞溶解，呈现弥漫性大片坏死，仅残留少数变性的肝细胞以及肝细胞碎片（见第100页彩图J-31），肝窦扩张充血、出血，有淋巴细胞、单核细胞为主的炎细胞及少量中性粒细胞浸润。

（四）61号：门脉性（小结节性）肝硬化（portal cirrhosis）

镜下，肝内广泛性纤维结缔组织增生，肝小叶被增生的纤维结缔组织分割为大小不一的略呈圆形、椭圆形肝细胞团，即为假小叶（见第100页彩图J-32）。假小叶内中央静脉缺如、偏位或有两个以上，假小叶内肝细胞索紊乱，肝细胞水肿、脂肪变性，可见细胞较大、核较大深染的再生肝细胞。假小叶周围包绕以增生的纤维组织，其中有小胆管增生及淋巴细胞浸润。

（五）62号：胆汁性肝硬化（biliary cirrhosis）

镜下，肝汇管区显著纤维组织增生及小胆管增生伴有淋巴细胞、浆细胞浸润，增生的纤维组织伸入并分割肝小叶而形成假小叶（不全分割型肝硬化），肝细胞间毛细胆管扩张，腔内含有胆栓或胆汁淤积，肝细胞浆内胆汁淤积及变性水肿，可见少数肝细胞坏死（见第101页彩图J-33）（此例胆汁性肝硬化为晚期）。

（六）39号：胃腺癌（adenocarcinoma of stomach）

癌细胞呈柱状、低柱状，胞浆淡红，核较大、染色较深，有异型性，癌细胞排列成不规则腺管状，可见癌组织浸润至胃壁深部肌层（见第101页彩图J-34）。

（七）38 号：肝细胞性肝癌（hepatocellular carcinoma）

肉眼观看组织切片，在切片中有一紫红色区，即肝癌所在。

镜下，癌细胞巢多呈梁索状或片状排列，其间有血窦相隔，每个癌巢由数排癌细胞组成，癌细胞大多类似肝细胞，胞浆丰富，红染颗粒状，核大深染，核仁明显，癌细胞有一定异型性，偶见核分裂象（见第 101 页彩图 J‑35）。

第九章 淋巴造血系统疾病

一、实验内容

实验内容见表9.1。

表 9.1

大体标本	组织切片
—	1. 霍奇金淋巴瘤(22 号)
—	2. 非霍奇金淋巴瘤(23 号)

二、重点要求

熟悉恶性淋巴瘤的基本形态变化及分类。

三、组织切片

(一) 22 号:霍奇金淋巴瘤(Hodgkin's lymphoma)(经典型混合
　　　细胞型)

① 本切片取自肿大淋巴结。

② 低倍镜下见:淋巴结结构被破坏,其正常结构被大量异型瘤细胞所取代。

③ 高倍镜下见:异型瘤细胞多数为单核,少数为多核巨细胞,其中见双核巨细胞,核仁大而明显,核仁周围有空晕,核膜增厚,这些多核或双核瘤巨细胞称为霍奇金细胞(R-S细胞),典型的双核 R-S 细胞其双核呈面对面排列,彼此对称,如镜物互映,故名"镜影细胞"(见第 101 页彩图 J-36),间质中尚见一些嗜酸性粒细胞、淋巴细胞、浆细胞、单核细胞等其他细胞成分。

（二）23 号：非霍奇金淋巴瘤（non-Hodgkin's lymphoma）
　　（弥漫性大 B 细胞型）

①　肉眼观察：为卵圆形肿大的淋巴结。

②　低倍镜下见：淋巴结正常结构被破坏，其内大量瘤细胞弥漫增生。

③　高倍镜下见：瘤细胞直径为正常淋巴细胞两倍左右，其细胞质较少，核着色深，核圆形或卵圆形，核分裂象易见（见第 101 页彩图 J－37）。

第十章 泌尿系统疾病

一、实验内容

实验内容见表10.1。

表 10.1

大体标本	组织切片
1. 急性弥漫性增生性肾小球肾炎	1. 急性肾小球肾炎(63号)
2. 膜性肾小球病	2. 快速进行性肾小球肾炎(64号)
3. 急进性肾小球肾炎	3. 慢性肾小球肾炎(65号)
4. 慢性肾小球肾炎	
5. 慢性肾盂肾炎	
6. 肾癌	
7. 膀胱尿路上皮乳头状癌	

二、重点要求

1. 掌握各种类型肾小球肾炎的基本病变、病理变化及临床病理联系。
2. 掌握急性、慢性肾盂肾炎的基本病变、病理变化及临床病理联系。
3. 了解肾癌和膀胱癌的大体形态特征。

三、大体标本

(一)急性弥漫性增生性肾小球肾炎(acute diffuse proliferative glomerulonephritis)

肾脏轻到中度肿大,被膜紧张,表面光滑,充血而呈灰红色,故又称为"大红肾"
(见第101页彩图D-88);有的肾脏表面和切面可见散在粟粒大小的出血点,似被跳蚤咬过的一样,故又称为"蚤咬肾"(见第 102 页彩图 D-89)。切面均见皮质增厚,皮质与髓质分界清楚。

（二）膜性肾小球肾炎(membranous glomerulonephritis)

肾脏体积增大,颜色苍白;切面肾皮质增厚,又称"大白肾"(见第 102 页彩图 D-90)。

（三）急进性肾小球肾炎(rapidly progressive glomerulonephritis)

肾脏体积增大,色苍白;切面可见皮质内散在的点状出血(见第 102 页彩图 D-91)。

（四）慢性肾小球肾炎(chronic glomerulonephritis)

肾脏体积明显缩小,质地变硬,表面呈弥漫性颗粒状,颗粒大小一致均匀分布;切面见肾皮质萎缩变薄,纹理模糊不清,皮髓质分界不明显;肾盂周围脂肪组织增多(见第 94 页彩图 D-59)。

（五）慢性肾盂肾炎(chronic pyelonephritis)

肾脏体积缩小,质地变硬,表面高低不平,有不规则的凹陷性瘢痕;切面见肾皮髓质界限不清;肾盂黏膜增厚、粗糙,肾盂、肾盏因瘢痕收缩而变形(见第 102 页彩图 D-92)。

（六）慢性肾盂肾炎伴多发性脓肿(chronic pyelonephritis with multiple abscess)

剖开的半边肾脏,肾脏体积略增大,表面不平整,有不规则的凹陷性瘢痕;切面见肾皮髓质有多个不规则的黄白色小脓肿灶,部分组织液化坏死流失形成内壁不整的空洞;肾盂黏膜增厚、粗糙,肾盂、肾盏变形(见第 102 页彩图 D-93)。

（七）肾细胞癌(renal cell carcinoma)

剖开的半边肾脏,肾一极见一圆形肿块,直径 7 cm,肿块出血坏死、软化,呈灰白、红、黄等多彩状颜色(标本存放时间较长,多彩状改变不甚清楚,仅呈灰红灰白色),肿块周围有假包膜,与周围组织分界明显(见第 102 页彩图 D-94)。

（八）膀胱尿路上皮乳头状癌（urothelial papillary carcinoma of bladder）

膀胱已剪开翻转，露出膀胱整个黏膜面，其上可见一肿物，体积 11 cm×5 cm×4 cm，呈乳头状生长，乳头细长、质脆，癌肿基底宽，基底部癌组织向膀胱壁内浸润性生长（经切片证实）（见第 91 页彩图 D-51）。

四、组织切片

（一）63 号：急性弥漫性增生性肾小球肾炎（acute diffuse proliferative glomeru-lonephritis）

病变累及双肾的绝大多数肾小球，肾小球体积增大，内皮细胞和系膜细胞增生，内皮细胞肿胀，可见中性粒细胞、单核细胞浸润，毛细血管腔狭窄或闭塞，肾小球血量减少。肾小管上皮细胞水肿等变性，肾间质血管扩张充血、水肿及少数中性粒细胞、淋巴细胞浸润（见第 103 页彩图 J-38）。

（二）64 号：急进性肾小球肾炎（rapidly progressive glomerulonephritis）

多数肾小球球囊内有新月体形成。新月体主要由增生的壁层上皮细胞和渗出的单核细胞构成，可见中性粒细胞、单核细胞浸润，这些成分附着于球囊壁层，新月体细胞成分间有较多纤维素（见第 103 页彩图 J-39）。有的新月体或环状体与肾小球粘连，可见个别肾小球纤维化，肾小管上皮细胞水肿、脂肪变性，腔内有透明管型。肾间质水肿及少数炎性细胞浸润。

（三）65 号：慢性肾小球肾炎（chronic glomerulonephritis）

镜下见大部分肾小球萎缩、纤维化、玻璃样变性，有的形成无结构的玻璃样小团；其所属肾小管萎缩、纤维化、消失。少数残存的肾小球代偿性肥大，表现为肾小球体积增大，其所属的肾小管代偿性扩张，管腔内可见透明管型（见第 103 页彩图 J-40）。肾间质纤维组织显著增生，小动脉硬化，动脉管壁增厚、管腔狭窄伴淋巴细胞、浆细胞等浸润。

第十一章　生殖系统和乳腺疾病

一、实验内容

实验内容见表 10.1。

表 **10.1**

大体标本	组织切片
1. 子宫颈癌	1. 子宫颈鳞状细胞癌(43 号)
2. 子宫内膜癌	2. 葡萄胎(40 号)
3. 葡萄胎	3. 绒毛膜上皮癌(41 号)
4. 侵袭性葡萄胎	4. 乳腺癌(42 号)
5. 子宫绒毛膜上皮癌	
6. 肺转移性绒毛膜上皮癌	
7. 乳腺癌	

二、重点要求

1. 掌握子宫颈癌、子宫内膜癌及乳腺癌的主要病理变化及临床病理联系。
2. 掌握各种滋养层细胞疾病形态学和临床病理特征。

三、大体标本

(一) 子宫颈癌(cervical carcinoma)

已剖开的子宫,子宫颈处可见一灰白色癌组织向子宫颈深部浸润性生长,宫颈及宫颈管壁增厚变硬,子宫颈管腔变狭窄(见第 103 页彩图 D‑95)。

(二) 子宫内膜癌（endomtrial adenocarcinoma）

标本一：弥漫型。已剖开的子宫，子宫内膜弥漫性增厚，表面粗糙不平，灰白质脆，可见出血坏死和溃疡，并不同程度地浸润子宫肌层（见第 103 页彩图 D-96）。

标本二：局限型。子宫腔底部见增生的癌组织呈乳头状或息肉状生长，向子宫腔内突出，癌组织表面有坏死、出血（见第 103 页彩图 D-97）。

(三) 葡萄胎（hydatidiform mole）

标本一：完全性葡萄胎。标本缸内系宫腔内刮出组织，与正常绒毛相比，绒毛明显水肿，呈半透明水泡状，状似葡萄串，其大小不一，直径 0.5～2 cm，其间由纤细的结缔组织相连（见第 104 页彩图 D-98）。

标本二：部分性葡萄胎。标本缸内系宫腔内刮出组织，可见大小不等的半透明水泡状组织，由纤维性条索相连呈串，状似葡萄，另见有胎儿、胎盘及正常绒毛。

(四) 侵袭性葡萄胎（invasive mole）

标本一：剖开的子宫。可见大小不等的半透明水泡状组织，并侵入子宫壁肌层，尚有部分水泡状组织突出于宫腔（见第 104 页彩图 D-99）。

标本二：剖开的子宫。可见成串大小不等的半透明水泡状组织，部分侵入子宫壁深部肌层，部分突出于宫腔内，水泡状组织内有出血、坏死而呈灰红褐色。此外，可见两侧卵巢明显肿大，暗红色，是卵巢出血所致。

(五) 子宫绒毛膜癌（choriocarcinoma）

子宫的剖面，在子宫底部可见一暗红色结节状肿块突出于子宫腔内，肿物质地软脆，似凝血块，在肿块处，可见有暗红色组织侵入子宫肌层至浆膜层（见第 104 页彩图 D-100）。

(六) 肺转移性绒毛膜癌（pulmonary mestasis of choriocarcinoma）

部分左肺下叶，切面见一肿物，体积 4.5 cm×4 cm，灰红色，周边区域见散在的灰褐色出血区（见第 104 页彩图 D-101）（经过组织切片证实为子宫绒毛膜上皮癌转移至肺所形成的转移灶）。

(七) 乳腺癌（mammary cancer）

乳腺切除标本，表面见乳房皮肤呈"橘皮"样改变，乳头下陷；切面见乳腺组织内有一灰白色肿块,呈树根状或螃蟹足样浸润,无包膜,界限不清(见第104页彩图 D-102)。

四、组织切片

(一) 40 号:葡萄胎(hydatidiform mole)

低倍镜下见绒毛间质高度水肿,血管消失,绒毛体积增大。

高倍镜下见滋养层细胞增生,增生的细胞滋养层细胞(郎汉细胞),呈立方或多边形,细胞界限清楚,胞浆淡染或透亮,核圆,居细胞中央;增生的合体滋养层细胞(合体细胞),细胞体积大,不规则形,细胞边界不清,胞浆深红色,核多个、深染;两种细胞增生成多层或成堆(见第104页彩图J-41)。

(二) 41 号:绒毛膜癌(choriocarcinoma)

低倍镜下见子宫壁肌层内有恶性肿瘤细胞团浸润,此处组织出血、坏死。

高倍镜下见子宫壁肌层内的恶性肿瘤细胞分为两种,一种类似细胞滋养层(郎罕氏)细胞,呈立方或多边形,胞浆淡染,核圆,细胞界限清楚;另一种类似合体滋养层(合体)细胞,细胞体积大,形态不规则,边界不清,核深染,多核,胞浆红染;两种细胞增生、异型明显,混杂存在,无绒毛结构,并有组织出血、坏死(见第105页彩图J-42)。

(三) 42 号:乳腺浸润性导管癌(invasive ductal carcinoma)

低倍镜下见癌细胞呈片状、巢状或腺管样排列,被间质纤维组织分隔,部分癌细胞团中央可见有坏死;高倍镜下观察癌细胞中等大小、胞浆淡红色,核圆或椭圆,深染,核分裂象易见(见第105页彩图J-43)。

(四) 43 号:子宫颈鳞状细胞癌(squamous cell carcinoma of the cervical)

正常的子宫颈结构被癌组织破坏,癌组织突破基底膜,聚集成巢,浸润至宫颈纤维平滑肌深层;分化中等,癌细胞体积较大,椭圆形,无明显癌珠,核分裂象多见,异性型较明显(见第105页彩图J-44)。

第十二章　内分泌系统疾病

一、实验内容

实验内容见表12.1。

表 12.1

大体标本	组织切片
1. 弥漫性毒性甲状腺肿	1. 结节性甲状腺肿(66号)
2. 弥漫性非毒性甲状腺肿	2. 弥漫性毒性甲状腺肿(86号)
3. 甲状腺腺瘤	3. 甲状腺乳头状癌(85号)
4. 甲状腺癌	

二、重点要求

1. 掌握弥漫性非毒性甲状腺肿和弥漫性毒性甲状腺肿的病理变化。
2. 掌握甲状腺腺瘤及甲状腺癌的病理变化。

三、大体标本

(一) 弥漫性毒性甲状腺肿(diffuse toxic goiter)

标本一:带峡部的双侧部分甲状腺组织,甲状腺弥漫性肿大,切面灰红,胶质少,组织致密,质地较实,似肌肉样(见第105页彩图 D-103)。

标本二:部分弥漫性毒性甲状腺肿组织,切面灰红,组织致密,质地较实,似肌肉样。

(二) 弥漫性非毒性甲状腺肿(diffuse nontoxic goiter)

标本一:部分弥漫性非毒性甲状腺肿组织,甲状腺弥漫性肿大,表面光滑,切面为大小不等的结节,胶质丰富,黄棕色、半透明胶冻状。

标本二:部分肿大甲状腺组织,表面呈大小不一结节状,切面见结节无包膜,胶质较多,棕黄色半透明,与周边组织界限清楚(见第 105 页彩图 D-104)。

(三)甲状腺腺瘤(thyroid adenoma)

甲状腺组织,体积明显增大,切面见直径 7 cm 的肿块,包膜完整,灰红、灰白、出血、囊性变、纤维化明显,周边少量受挤压的甲状腺组织(见第 105 页彩图D-105)。

(四)甲状腺癌(thyroid carcinoma)

巨大甲状腺癌组织,切面灰白、灰红,结节状,肿瘤组织占据整个甲状腺,侵犯周边横纹肌组织(见第 106 页彩图 D-106)。

四、组织切片

(一)68 号:结节性甲状腺肿(nodular goiter)

镜下见,间质纤维结缔组织增生,间隔包绕形成大小不一的结节状病灶,结内滤泡大小不一,部分滤泡增大,滤泡上皮呈扁平状或立方状,滤泡腔内充满胶质(见第 106 页彩图 J-45)。

(二)86 号:弥漫性毒性甲状腺肿(diffuse toxic goiter)

镜下见,甲状腺滤泡增生,滤泡大小不一,滤泡周边胶质内可见吸收空泡;滤泡上皮增生呈高柱状,有的呈乳头状增生向滤泡腔内突出;滤泡腔内胶质稀薄;间质血管丰富充血,淋巴组织增生(见第 106 页彩图 J-46)。

(三)85 号:甲状腺乳头状癌(papillary thyroid carcinoma)

镜下见,甲状腺组织结构破坏,癌组织呈乳头状,具有纤维血管轴心,分枝多,乳头表面细胞较拥挤,核重叠,呈毛玻璃样外观,见核沟及核内包涵体,核仁及核分裂不明显(见第 106 页彩图 J-47)。

第十三章　神经系统疾病

一、实验内容

实验内容见表 13.1。

表 13.1

大体标本	组织切片
1. 化脓性脑膜炎	1. 流行性脑脊髓膜炎(72 号)
2. 脑脓肿	2. 流行性乙型脑炎(68 号)

二、重点要求

1. 掌握流行性脑脊髓膜炎的主要病理变化及临床病理联系。
2. 掌握流行性乙型脑炎主要病理变化及临床病理联系。

三、大体标本

(一)流行性脑脊髓膜炎(epidemic cerebrospinal meningitis)

脑膜血管扩张充血,蛛网膜下腔可见大量灰黄色脓性渗出物,覆盖脑沟脑回,使脑回、脑沟及血管不清晰。蛛网膜下腔脓性渗出物以大脑额叶、顶叶更显著(见第 106 页彩图 D-107)。

(二)脑脓肿(intracerebral abscess)

儿童大脑的冠状切面,在一侧大脑额叶下部见一不规则脓腔,直径 1.2 cm,边界清楚,腔内残留有黄色稠厚脓液(见第 86 页彩图 D-27)。

四、组织切片

（一）72 号：流行性脑脊髓膜炎（epidemic cerebrospinal meningiti）

蛛网膜及软脑膜血管高度扩张充血，蛛网膜下腔充满大量中性粒细胞、变性坏死的中性粒细胞（脓细胞）、纤维蛋白（纤维素）及少量淋巴细胞、巨噬细胞等渗出物，脑实质内病变不明显（见第 106 页彩图 J-48）。

（二）68 号：流行性乙型脑炎（epidemic encephalitis B）

① 神经细胞变性、坏死，表现为神经细胞肿胀、核偏位、尼氏（Nissl）小体消失、胞浆出现空泡以及神经细胞核浓缩、溶解、消失等；出现特征性的卫星现象和噬神经细胞现象。

② 脑血管扩张充血，血管周围以淋巴细胞为主的炎细胞浸润，呈袖套状形成血管套。

③ 脑实质内出现大小不一的灶性神经细胞及神经胶质坏死、液化，形成疏松、染色浅淡的筛状软化灶。

④ 胶质细胞增生，表现为胶质细胞弥漫性增生，个别区域胶质细胞灶性增生成胶质细胞结节，称为胶质细胞小结（见第 107 页彩图 J-49）。

第十四章 传 染 病

一、实验内容

实验内容见表 14.1。

表 14.1

大体标本	组织切片
1. 原发性肺结核病伴血道播散	1. 粟粒性肺结核(54号)
2. 慢性纤维空洞型肺结核	2. 结核性脑膜炎(57号)
3. 结核球/结核瘤	3. 肠伤寒(70号)
4. 急性肺粟粒性结核病	
5. 肠结核	
6. 结核性脑膜炎	
7. 肾结核	
8. 脊椎结核	
9. 肠伤寒	
10. 细菌性痢疾	

二、重点要求

1. 掌握原发性肺结核病与继发性肺结核病的概念及病变特点、原发性肺结核病的发展与结局,继发性肺结核的常见类型及病理变化。
2. 掌握结核病的基本病变及其转化规律。
3. 掌握肺外器官结核病的病变特点。
4. 掌握伤寒及菌痢的主要病理变化及临床病理联系。

三、大体标本

（一）原发性肺结核病伴血道播散（primary pulmonary tuberculosis with hema togenous dissemination）

标本均为儿童肺脏；观察原发病灶及肺门淋巴结结核，原发病灶位于左肺上叶下部近胸膜处，约黄豆大小，切面灰白、灰黄，肺门淋巴结结核位于肺门部，为多个肿大的淋巴结，切面可见灰黄色干酪样坏死灶；此标本血源播散引起肺及脾的急性粟粒性结核病，肺及脾的表面及切面均可见弥漫分布的小结节，灰白色，粟粒大小，圆形，边界清楚；另见肋骨一根（见第 107 页彩图 D-108）。

（二）急性肺粟粒性结核病（acute pulmonary miliary tuberculosis）

标本为部分肺叶，肺的表面及切面均可见弥漫分布的灰黄或灰白色结节，粟粒大小，分布均匀，境界清楚（见第 107 页彩图 D-109）。

（三）结核球/结核瘤（tuberculoma）

结核瘤是直径 2～5 cm，有纤维包裹的孤立的境界分明的干酪样坏死灶，此标本肺切面可见一个结节，最大直径 2.5 cm，中央灰黄色为干酪样坏死灶，周围为灰白色的纤维组织包裹（见第 107 页彩图 D-110）。

（四）慢性纤维空洞型肺结核（chronic fibrocavitary pulmonary tuberculosis）

标本为左肺，切面肺上叶可见多个空洞，大小不一，形状不规则，空洞壁均为纤维性厚壁；肺下叶可见大小不等、新旧不一、病变类型不同的播散病灶，愈往下愈新鲜；空洞附近肺组织及肺膜可见显著纤维组织增生，部分呈玻璃样变性（见第 107 页彩图 D-111）。

（五）肠结核（intestinal tuberculosis）

此标本为增生型肠结核，较少见，切面见肠壁高度肥厚、肠腔狭窄，黏膜面可见多个息肉，这是由于肠壁大量结核性肉芽组织和纤维组织增生导致。

（六）结核性脑膜炎（tuberculous meningitis）

儿童大脑，脑膜血管扩张充血，蛛网膜下腔有多量灰黄色混浊的胶冻样渗出物，以脑底部最明显。此外，脑底部可见比粟粒还小的灰白色结核结节（标本存放时间过长，结核结节不甚清楚）。

（七）肾结核（renal tuberculosis）

来自于肺结核病的血道播散，病变大多起始于肾皮、髓质交界处或肾椎体乳头，此标本肾脏切面可见多个大小不等的灰黄色干酪样坏死灶，有的干酪样坏死物已液化排出，形成结核性空洞（见第82页彩图D-9）。

（八）脊椎结核（tuberculosis of vertebral bodies）

标本为一段脊椎骨，椎体不同程度干酪样坏死，并破坏椎间盘，椎间盘亦发生干酪样坏死，由于病变椎体不能负重而发生塌陷，引起脊椎后突畸形，如病变穿破骨皮质可在脊柱两侧形成"冷脓肿"。

（九）肠伤寒（typhoid fever of intestine）

回肠一段已纵形剖开，肠黏膜面可见多个溃疡，溃疡边缘隆起，底部不平，在集合淋巴小结发生的溃疡，溃疡的长轴与肠的长轴平行，孤立淋巴小结处的溃疡小而圆（见第107页彩图D-112）。

（十）细菌性痢疾（bacillary dysentery）

结肠一段已剪开，肠黏膜及其皱襞消失，无光泽，可见明显的灰白色糠皮样假膜披覆。部分区域糠皮样假膜已脱落，形成大小不等，形状不规则的"地图状"溃疡，溃疡多较浅表（见第86页彩图D-24）。

四、组织切片

（一）54号：急性肺粟粒性结核病（acute pulmonary miliary tuberculosis）

肺组织内可见多个结核结节，有的结核结节发生融合。典型的结核结节中央为干酪样坏死，周围为上皮样细胞、郎罕氏巨细胞，外围聚集淋巴细胞和少量反应性增生的成纤维细胞。干酪样坏死为红染无结构颗粒状物质;上皮样细胞呈梭形或多角形,胞质丰富,淡红,境界不清,核呈圆形或卵圆形,染色质少呈空泡状,核内有 1～2 个核仁;郎罕氏巨细胞胞质丰富,多个核,核排列在胞质周围呈花环状、马蹄形或密集于胞体的一侧(见第 108 页彩图 J-50)。

(二)57 号:结核性脑膜炎(tuberculous meningitis)

脑膜血管扩张充血,蛛网膜下腔内可见炎性渗出物,主要为浆液、纤维素、淋巴细胞与单核细胞。有的区域可见干酪样坏死与由上皮样细胞及郎罕氏巨细胞组成的不典型结核结节;表浅脑组织血管也扩张充血伴少数淋巴细胞、单核细胞浸润(见第 108 页彩图 J-51)。

(三)70 号:肠伤寒(typhoid fever of intestine)

组织取自伤寒患者回肠末段肠壁肿胀的淋巴滤泡(淋巴小结)。淋巴小结充血水肿,淋巴小结内大量单核巨噬细胞增生,单核巨噬细胞胞浆丰富、淡染,细胞核呈圆形、椭圆形、肾形,胞浆内含有吞噬的伤寒杆菌(HE 染色不能染出)、红细胞、淋巴细胞、细胞碎片等,这种巨噬细胞称为伤寒细胞。伤寒细胞聚集成团形成伤寒肉芽肿(伤寒小结)。此外,肠壁各层均充血水肿伴少量淋巴细胞、单核巨噬细胞浸润(见第 108 页彩图 J-52)。

第十五章 寄 生 虫 病

一、实验内容

实验内容见表 15.1。

表 15.1

大体标本	组织切片
1. 结肠阿米巴病	1. 结肠阿米巴病(78 号)
2. 阿米巴肝脓肿	2. 结肠血吸虫病(79 号)
3. 结肠血吸虫病	3. 肝血吸虫病(80 号、80A 号)
4. 肝脏血吸虫病	
5. 血吸虫性肝硬化	

二、重点要求

1. 掌握肠阿米巴病急性期肠病变特点及其主要并发症的病变病理变化。
2. 掌握血吸虫病病变及其发病机制。
3. 掌握血吸虫病主要器官的病变及其后果。
4. 了解丝虫病的病变及其临床病理联系。

三、大体标本

(一) 结肠阿米巴病/阿米巴痢疾(intestinal amoebiasis)

结肠一段已纵形剖开,肠黏膜面上可见散在分布、大小不等、圆形或不整形的溃疡。溃疡为口小底部的烧瓶状溃疡,边缘呈潜行性,溃疡之间的肠黏膜基本正常;如病灶扩大,临近溃疡可在黏膜下层形成隧道样互相沟通,其表面黏膜可大块脱落,形成边缘潜行的巨大溃疡(见第 108 页彩图 D-113)。

（二）阿米巴肝脓肿（amoebic abscess of liver）

肝脏冠状切面，肝脏体积增大，右叶见一不规则"脓腔"，与正常肝组织分界清楚，约 6 cm×5 cm，腔内棕褐色果酱样的坏死物多已流失，呈"破絮"状，为尚未彻底液化坏死的汇管区结缔组织、血管和胆管等（见第 82 页彩图 D-10）。

（三）结肠血吸虫病（intestinal schistosomiasis）

结肠一段已纵形剖开，肠壁增厚变硬，肠黏膜上可见少数针尖大的溃疡及大量细小的黏膜息肉，状如毛巾面，病理证实肠壁有血吸虫虫卵沉积（见第 108 页彩图 D-114）。

（四）急性肝脏血吸虫病（兔）（acute schistosomiasis of rabbit liver）

此标本为家兔经数百条血吸虫尾蚴感染，经过 6 周后，杀死家兔取肝脏经 10％福尔马林（甲醛）液固定的肝脏标本；肝脏表面及切面可见弥漫分布的大量小结节，灰白、灰黄色，粟粒大小，为急性血吸虫卵结节。

（五）血吸虫性肝硬化（schistosomiasis and liver cirrhosis）

部分肝组织，肝表面不平，有浅的沟纹分割肝脏，形成若干大小不等的稍隆起的区域，质地变硬；切面见增生的纤维结缔组织沿门静脉分支呈树枝状分布称为干线型或管道型肝硬化（见第 108 页彩图 D-115）。

四、组织切片

（一）78 号：结肠阿米巴病/阿米巴痢疾（intestinal amoebiasis）

肠黏膜可见溃疡，溃疡呈口小底大烧瓶状，在溃疡边缘坏死组织与正常组织交界处可见阿米巴滋养体；滋养体呈圆形，比单核巨噬细胞大，胞膜清晰，有一球形泡状核，胞浆内常含糖原空泡或吞噬的红细胞、组织碎片和淋巴细胞等；滋养体周围常有一空隙（溶组织现象）；有的切片上可见阿米巴滋养体侵入肠壁小静脉，溃疡周围炎症反应轻微，仅轻度充血、出血伴少数淋巴细胞、浆细胞及单核巨噬细胞浸润（见第 109 页彩图 J-53）。

（二）79 号：结肠血吸虫（intestinal schistosomiasis）

肠黏膜及黏膜下层有大量血吸虫虫卵沉积，形成慢性虫卵结节；结节中央为崩解、破碎、钙化的陈旧虫卵,周围为类上皮细胞和异物巨细胞,伴淋巴细胞浸润和肉芽组织增生,形态上似结核结节,故又称假结核结节;有的虫卵结节已发生纤维化、玻璃样变(见第 109 页彩图 J - 54)。

(三)肝血吸虫病(schistosomiasis of liver)

80A 号:肝组织内可见急性血吸虫虫卵结节,中央有 1～2 个成熟虫卵,周围为大量嗜酸性粒细胞浸润,状似脓肿,故也称嗜酸性脓肿;部分急性虫卵结节可见类上皮细胞增生,为向假结核结节过度的形态变化;虫卵结节附近的肝组织,肝细胞发生水肿与脂肪变性(见第 109 页彩图 J - 56)。

80 号:肝内汇管区可见大量慢性虫卵结节(假结核结节),结节中央为崩解、破碎、钙化的陈旧虫卵,周围为类上皮细胞和异物巨细胞,伴淋巴细胞浸润和成纤维细胞增生;有的陈旧性血吸虫卵周围为纤维组织包绕而成为纤维化的虫卵结节(见第 109 页彩图 J - 55)。

第十六章　常规石蜡切片制作技术

一、组织块的切取和固定

① 由较大标本切取用于制作切片的组织块(取材)时,应与标本的断面平行,组织块厚度一般为 0.3 cm(不应>0.5 cm),面积一般在(1~1.5) cm×(1~1.5) cm 以内。

② 切取组织块的形状,在充分包括肉眼可见病变的前提下尽量规则些(如方形、矩形、三角形等);由一个标本切取的多块组织的形状有所不同,便于蜡块与其相应切片的核对。

③ 固定组织块的固定液量,一般应为组织块总体积的 5~10 倍或更多。

④ 室内常温(25 ℃左右)下的固定时间为 3~24 小时;低温(4 ℃)下的固定时间应延长。

⑤ 固定组织块的容器要大一些。

⑥ 组织块固定期间需要间断地轻摇或搅动固定液以利于固定液的渗入。

⑦ 常用固定液:4%中性甲醛(10%中性福尔马林)固定液,成分如下:

甲醛(40%):100 mL;

无水磷酸氢二钠:6.5 g;

磷酸二氢钠:4.0 g;

蒸馏水:900 mL。

二、常规石蜡包埋组织切片(常规切片)的制备

(一)操作过程

① 水洗;

② 脱水;

③ 透明;

① 浸蜡;

⑤ 包埋；

⑥ 切片；

⑦ 染色。

(二) 注意事项

组织切片制备及其 HE 染色过程中使用的乙醇、丙酮、二甲苯、石蜡等为易燃、有毒物,必须由专人管理。2 m 以内不得有明火,局部环境应有良好的通风和消防设施。

(三) 常规切片的手工操作(步骤次序和各步骤的持续时间)

1. 水洗

用流水冲洗已经固定的组织块 30 min。

2. 脱水(常温下)

(1) 乙醇—甲醛(AF)液固定:60～120 min。

(2) 80% 乙醇:60～120 min。

(3) 95% 乙醇Ⅰ:60～120 min。

(4) 95% 乙醇Ⅱ:60～120 min。

(5) 无水乙醇Ⅰ:60～120 min。

(6) 无水乙醇Ⅱ:60～120 min。

(7) 无水乙醇Ⅲ:60 min。

3. 透明

(1) 二甲苯Ⅰ:20 min。

(2) 二甲苯Ⅱ:20 min。

(3) 二甲苯Ⅲ:20 min。

4. 浸蜡

(1) 石蜡Ⅰ(45～50 ℃):60 min。

(2) 石蜡Ⅱ(56～58 ℃):60 min。

(3) 石蜡Ⅲ(56～58 ℃):60 min。

5. 包埋

(1) 先将熔化的石蜡倾入包埋模具中,再用加热的弯曲钝头镊子轻轻夹取已经过浸蜡的组织块,使组织块的最大面或被特别指定处的组织面向下埋入熔蜡中;应将组织块平正地置放于包埋模具底面的中央处;包埋于同一蜡块内的多块细小组织应彼此靠近并位于同一平面上;腔壁、皮肤和黏膜组织必须垂直包埋(立埋)。

(2) 将与组织块相关的病理号小条置入包埋模具内熔蜡的一侧。

(3) 待包埋模具内的熔蜡表面凝固后,即将模具移入冷水中加速凝固。

（4）从包埋模具中取出凝固的包埋蜡块（简称蜡块），用刀片去除组织块周围的过多石蜡（组织块周围保留 1～2 mm 石蜡为宜）。将包埋蜡块修整成为规则的正方形或长方形。

（5）将病理号小条牢固地烙贴在蜡块一侧（编号应清晰可见）。

（6）把修整好的蜡块烙贴在支持器上，以备切片。

6. 切片

（1）切片刀或一次性切片刀片必须锋利。使用切片刀时，必须精心磨备（在低倍显微镜下确认刀刃无缺口）；使用一次性切片刀片时，应及时更新。

（2）载玻片必须洁净、光亮。

（3）将切片刀或刀片安装在持刀座上（以 15°为宜）。

（4）将蜡块固定于支持器上，并调整蜡块和刀刃至适当位置（刀刃与蜡块表面呈 5°夹角）。

（5）细心移动刀座或蜡块支持器，使蜡块与刀刃接触，旋紧刀座和蜡块支持器。

（6）修块（粗切）：用右手匀速旋转切片机轮，修切蜡块表面至包埋其中的组织块完整地全部切到。修块粗切片的厚度为 15～20 μm。

注意：对于医嘱再次深切片（特别是在原切片中发现了有意义病变而进行的深切片），应尽量少修块，以便尽量好地获得有关病变的连续性。

（7）调节切片厚度调节器（一般为 4～6 μm），进行切片，切出的蜡片应连续成带、完整无缺，厚度适宜（3～5 μm）、均匀，无刀痕、颤痕、皱褶、开裂、缺损、松解等。

（8）以专用小镊子轻轻夹取完整、无刀痕、厚薄均匀的蜡片，放入伸展器的温水中（45 ℃左右），使切片全面展开。

注意：必须水温适宜、洁净（尤其是水面）。每切完一个蜡块后，必须认真清理水面，不得遗留其他病例的组织碎片，以免污染。

（9）将蜡片附贴于涂有蛋白甘油或经 3-氨丙基-三乙氧基硅烷（3-aminopropyltriethoxy silane，APES）处理过的载玻片上（HE 染色时酌情使用，必要时可省略）。蜡片应置放在载玻片右（或左）2/3 的中央处，留出载玻片左（或右）1/3 的位置用于贴附标签。蜡片与载玻片之间无气泡。

（10）必须立即在置放了蜡片的载玻片一端（待贴标签的一端），用优质记号笔或刻号笔准确、清楚标记其相应的病理号（包括亚号）。

注意：必须确保载玻片上的病理号与相关组织石蜡包埋块的病理号完全一致，不得错写或漏写病理号。

（11）将置放了蜡片的载玻片呈 45°角斜置片刻，待载玻片上的水分流下后，将其置于烤箱中烘烤（60～62 ℃，30～60 min），然后即可进行染色。

7. 苏木素－伊红（HE）染色

HE 染色是应用最广泛的组织病理学常规染色技术。

染色程序如下：

(1) 二甲苯Ⅰ：5～10 min。

(2) 二甲苯Ⅱ：5～10 min。

(3) 无水乙醇Ⅰ：1～3 min。

(4) 无水乙醇Ⅱ：1～3 min。

(5) 95%乙醇Ⅰ：1～3 min。

(6) 95%乙醇Ⅱ：1～3 min。

(7) 80%乙醇：1 min。

(8) 蒸馏水：1 min。

(9) 苏木素液染色：5～10 min。

(10) 流水洗去苏木素液：1 min。

(11) 1‰盐酸—乙醇：1～3 s。

(12) 稍水洗：1～2 s。

(13) 返蓝(用温水或1%氨水等)：5～10 s。

(14) 流水冲洗：1～2 min。

(15) 蒸馏水洗：1～2 min。

(16) 0.5%伊红液染色：1～3 min。

(17) 蒸馏水稍洗：1～2 s。

(18) 80%乙醇：1～2 s。

(19) 95%乙醇Ⅰ：2～3 min。

(20) 95%乙醇Ⅱ：2～3 min。

(21) 无水乙醇Ⅰ：3～5 min。

(22) 无水乙醇Ⅱ：3～5 min。

(23) 石炭酸(苯酚)—二甲苯：3～5 min。

(24) 二甲苯Ⅰ：3～5 min。

(25) 二甲苯Ⅱ：3～5 min。

(26) 二甲苯Ⅲ：3～5 min。

(27) 中性树胶封固。

注：① (12)和(13)项可省去，但(14)项的冲水时间需延长至 10～15 min(细胞核显示更清晰)。

② (23)项可用无水乙醇代替，北方地区可省略。

染色结果：细胞核呈蓝色，细胞质、肌纤维、胶原纤维和红细胞呈不同程度的红色。钙盐和细菌可呈蓝色或紫蓝色。

第十七章　常用免疫组织化学染色方法（间接法）

一、ABC 法（S-P、LSAB、SABC 法步骤相同）

ABC(avidin-biotin comeplex)卵白素—生物素复合物法属于亲和免疫组织化学技术,根据卵白素—生物素高亲和力的生物学特性,用生物素与过氧化物酶结合获得生物素过氧化物酶,再加入卵白素和生物素形成卵白素—生物素—过氧化物酶复合物。而 LSAB、S-P、SABC 是以抗生物素蛋白链酶素代替卵白素,用标记了过氧化物酶的抗生物素蛋白链酶素(SA)代替 ABC 复合物,步骤相同,但由于 SA 分子量较小,穿透性较好,反应速度较快。并且 SA 有两个和生物素亲和力极高的结合点,其本身没有连接生物素,可以与二抗上的生物素连接,比 ABC 更容易与二抗上的生物素结合,故敏感性高,复合物也不需要使用前混合,更为简单方便。ABC 为三步法,第二抗体为生物素化的 IgG(或 IgM、IgA 等),其中的 Fab 片段与第一抗体结合,这就要求与第一抗体相配对,如第一抗体是鼠抗,第二抗体应该为抗鼠的(或 IgM、IgA 等);如第二抗体是兔抗,第二抗体应该为抗兔的(或 IgM、IgA 等),还有羊、大鼠、马等来源的抗体。如果使用了鼠兔通用型二抗,那当一抗是鼠或兔时就不必再分了。由于卵白素和生物素亲和力强,故 ABC 较 PAP 敏感 20～40 倍。最后通过复合物上的过氧化物酶与显色反应形成有颜色的沉淀物,可用显微镜观察。过氧化物酶最好的显色剂为 DAB,形成不溶于水的棕色颗粒,可用酒精脱水、二甲苯透明;如用 AEC 显色,生成溶于水的红色沉淀,故不能脱水,只能用水溶性封片剂封固,不利于长期保存。

步骤：

(1) 切片脱蜡至水。

(2) 阻断内源性过氧化物酶(198 mL 甲醇或水加 2 mL 30% H_2O_2)室温 20 min。水洗。

(3) 抗原修复：

① pH 7.2 TBS 缓冲液洗 3 次,胰蛋白酶消化 37 ℃,30 min。

② 或按说明书要求:蒸馏水洗,放入抗原修复液(pH 6.0)内微波修复 20 min、或电炉加热 30 min、或高压锅加帽出气后 3 min,快速冷却。

③ 或按说明书要求:不处理。

(4) pH 7.2 TBS 缓冲液洗 3 次。

(5) 滴加正常血清 37 ℃,30 min。

(6) 甩去多余血清,加一抗 37 ℃,30 min。

(7) pH 7.2 TBS 缓冲液洗 3 次。

(8) 滴加二抗,37 ℃,30 min。

(9) pH 7.2 TBS 缓冲液洗 3 次。

(10) 滴加 ABC 复合物,37 ℃,45 min。

(11) pH 7.2 TBS 缓冲液洗 3 次。

(12) DAB 显色 3～10 min。

(13) 水洗。

(14) 苏木素淡染,蓝化,脱水,透明,封固。

二、PAP 法

步骤:

(1) 切片脱蜡至水。

(2) 阻断内源性过氧化物酶(198 mL 甲醇或水加 2 mL 30% H_2O_2)室温 20 min,水洗。

(3) 抗原修复:

① pH 7.2 TBS 缓冲液洗 3 次,胰蛋白酶消化 37 ℃,30 min。

② 或按说明书要求:蒸馏水洗,放入抗原修复液(pH 6.0)内微波修复 20 min、或电炉加热 30 min、或高压锅加帽出气后 3 min,快速冷却。

③ 或按说明书要求:不处理。

(4) pH 7.2 TBS 缓冲液洗 3 次。

(5) 滴加正常血清 37 ℃,30 min。

(6) 甩去多余血清,滴加特异性抗体 37 ℃,30～60 min,或 4 ℃过夜,置湿盒中。

(7) TBS 缓冲液洗。

(8) 滴加二抗,37 ℃,30 min。

(9) pH 7.2 TBS 缓冲液洗 3 次。

(10) 加 PAP 抗体 37 ℃,30 min。

(11) pH 7.2 TBS 缓冲液洗 3 次,DAB 显色 3～10 min。

(12) 水洗。

(13) 苏木素淡染,蓝化,脱水,透明,封固。

三、APAAP 法

APAAP 法属于非标记抗体法,通过具有高特异性的抗碱性磷酸酶抗体,并在抗酶抗体中加入大量的碱性磷酸酶,使碱性磷酸酶充分结合在抗酶抗体上,形成可溶性的 APAAP 复合物,常用的显色剂为 BCIP/NBT、固红或固蓝。其特点是不会与内源性过氧化物酶反应,所以背景较为干净,特别适合内源性过氧化物酶较多的组织,如肝、肾。

步骤:

(1) 切片脱蜡至水(冰冻切片或细胞涂片用 PBS 浸泡 3 min,不需抗原修复)

(2) 阻断内源性过氧化物酶(198 mL 甲醇或水加 2 mL 30% H_2O_2)室温 20 min。水洗。

(3) 抗原修复:

① pH 7.2 TBS 缓冲液洗 3 次,胰蛋白酶消化 37 ℃,30 min。

② 或按说明书要求:蒸馏水洗,放入抗原修复液(pH 6.0)内微波修复 20 min、或电炉加热 30 min、或高压锅加帽出气后 3 min,快速冷却。

③ 或按说明书要求:不处理。

(4) pH 7.2 TBS 缓冲液洗 3 次。

(5) 滴加正常血清 37 ℃,30 min。

(6) 甩去多余血清,适当稀释的特异性抗体,37 ℃,60 min,或 4 ℃过夜。

(7) TBS 或 PBS(pH 7.2)洗 3 次。

(8) 加抗体,37 ℃,40 min 或室温 1 h。

(9) TBS 或 PBS(pH 7.2)洗 3 次。

(10) 滴加适当稀释的 APAAP 复合物,37 ℃,30 min。

(11) TBS 或 PBS(pH 7.2)洗 3 次。

(12) 滴加 AKP 底物溶液,37 ℃,15~30 min,阳性结果显现清晰后流水冲洗。

(13) 复染(核固红或苏木素或甲基绿)1~2 min,常规冲洗后,甘油明胶封片。

四、LDP(labelled dextran polymer)法(En Vision 二步法)

酶标聚合物法应用了酶标聚合物技术,如 En Vision 检测系统,采用了辣根过氧化物酶或碱性磷酸酶标记在葡萄糖聚合物上,再与二抗连接,形成 En Vision 二抗;Power Vision 检测系统,采用了辣根过氧化物酶或碱性磷酸酶标记在氨基酸片段上。由于聚合物上超过 20 个的位点能与一抗结合,聚合物上的酶数量也较多,故较 ABC、LSAB 等方法更为敏感。最为重要的是,由于 LDP 系统二抗上没有生物素的存在,不会出现 ABC、S-P 等方法中出现的与内源性生物素结合的交叉反应,减少了非特异性着色,背景更为干净。

步骤:

(1) 切片脱蜡至水。

(2) 0.3% H_2O_2 甲醇液:阻断内源性过氧化物酶(198 mL 甲醇或水加 2 mL 30% H_2O_2)室温 20 min。自来水洗。

(3) 抗原修复:

① pH 7.2 TBS 缓冲液洗 3 次,胰蛋白酶消化 37 ℃,30 min。

② 或按说明书要求:蒸馏水洗,放入抗原修复液(pH 6.0)内微波修复 20 min、或电炉加热 30 min、或高压锅加帽出气后 3 min,快速冷却。

③ 或按说明书要求:不处理。

(4) pH 7.2 TBS 缓冲液洗 3 次。

(5) 滴加正常血清 37 ℃,20 min。

(6) 甩去多余血清,加一抗,37 ℃,30 min。

(7) pH 7.2 TBS 缓冲液洗 3 次。

(8) 滴加 EnVision 二抗,37 ℃,30 min。

(9) pH 7.2 TBS 缓冲液洗 3 次。

(10) DAB 显色 3~10 min。

(11) 水洗。

(12) 苏木素淡染,蓝化,脱水,透明,封固。

五、双重染色法

(1) 切片脱蜡至水。

(2) 阻断内源性过氧化物酶(198 mL 甲醇或水加 2 mL 30% H_2O_2)室温 20 min,水洗。

(3) 抗原修复:

① pH 7.2 TBS 缓冲液洗 3 次,胰蛋白酶消化 37 ℃,30 min。

② 或按说明书要求:蒸馏水洗,放入抗原修复液(pH 6.0)内微波修复 20 min、或电炉加热 30 min、或高压锅加帽出气后 3 min,快速冷却。

③ 或按说明书要求:不处理。

(4) pH 7.2 TBS 缓冲液洗 3 次。

(5) 滴加正常血清 37 ℃,30 min(可不用)。

(6) 甩去多余血清,加一抗 37 ℃,30 min。

(7) pH 7.2 TBS 缓冲液洗 3 次。

(8) 滴加生物素化二抗,37 ℃,30 min。

(9) pH 7.2 TBS 缓冲液洗 3 次。

(10) 滴加 ABC 或 S-P 复合物(辣根过氧化物酶),37 ℃,45 min。

(11) pH 7.2 TBS 缓冲液洗 3 次。

(12) DAB(棕色)或 AEC(红色)显色 3~10 min。

(13) pH 7.2 TBS 缓冲液洗 3 次。

(14) 滴加正常血清 37 ℃,30 min。(可不用)

(15) 甩去多余血清,加第二种一抗 37 ℃,30 min。

(16) pH 7.2 TBS 缓冲液洗 3 次。

(17) 滴加生物素化二抗,37 ℃,30 min。

(18) pH 7.2 TBS 缓冲液洗 3 次。

(19) 滴加碱性磷酸酶复合物,37 ℃,30 min。

(20) pH 7.2 TBS 缓冲液洗 3 次。

(21) BCIP/NBT 显色(蓝色)。

(22) 水洗。

(23) 甲基绿复染,脱水,透明,封固。

如果选择辣根过氧化物酶可选择 DAB(棕色)显色,在第 21 步用辣根过氧化物酶复合物,第 23 步用 AEC(红色)显色,但要注意的是 AEC 不能长期保存。如选择另一个为碱性磷酸酶可选用 BCI/NBT、AP-Red、AP-Orange,用 BCI/NBT 显色最好。

六、免疫金法(IGS)

(1) 切片常规脱蜡入水。

(2) 用 0.1%胰蛋白酶液消化,37 ℃,10~30 min。

(3) 双蒸水洗 2 次。

(4) 0.05 mol/L TBS pH 7.4 洗 10 min。

(5) 1%卵蛋白封闭 10 min。

(6) 滴加特异性一抗,室温 2 h 或 4 ℃过夜。

(7) 0.5 mol/L TBS pH 7.4 洗 3 次。

(8) 1%卵蛋白封闭 10 min。

(9) 稀释金标抗体 37 ℃ 45 min。

(10) 0.05 mol/L TBS pH 7.4 洗 3 次。

(11) 双蒸水洗 2 次。

(12) 1％戊二醛 10 min。

(13) 双蒸水洗 3 次。

(14) 复染、甘油封片、观察。

结果:胶体金结合部位呈红色。

七、免疫金银法(IGSS)

(1) 切片常规脱蜡入水。

(2) 经含汞固定液固定的组织切片需经 0.5％碘酒精脱汞,然后入 0.5％硫代硫酸钠水溶液脱碘,流水冲洗,双蒸水洗干净,0.05 mol/L TBS pH 7.4 液洗。

(3) 用 0.1％胰蛋白酶液消化,37 ℃,10～30 min。

(4) 0.05 mol/L TBS pH 7.4 液洗。

(5) 1％卵蛋白封闭 10 min。

(6) 滴加适当稀释的特异性抗体 37 ℃ 1～2 h 或 4 ℃过夜。

(7) 0.05 mol/L TBS pH 7.4 液洗 3 次。

(8) 1％卵蛋白封闭 10 min。

(9) 滴加适当稀释的金标记抗体室温下 37 ℃,45 min。

(10) 0.05 mol/L TBS pH 7.2 液洗 3 次。

(11) 蒸馏水洗 2 次,双蒸水洗 2 次。

(12) 入银显影液中 3～5 min,反应过程需避光。

(13) 蒸馏水洗。

(14) 自来水冲洗,苏木素淡复染。

(15) 脱水、透明、封片、观察。

结果:特异性抗体结合部位呈灰黑色颗粒,背景呈清灰色,核呈淡蓝色。

试剂配制方法如下。

1. 硝酸银显影液

(1) 10％阿拉伯胶水溶液 60 mL,柠檬酸缓冲液 pH 3.5 10 mL。

(2) 对苯二酚 1.7 g 加双蒸水 30 mL。

(3) 硝酸银 40 mg 加双蒸水 2 mL。

将(1)和(2)两液完全溶解混合,临用前加(3),暗处显影。

2. 0.05 mol/L TBS(pH 7.4)

(1) Tris:12.1 g。

(2) NaCl:17.5 g。

双蒸水 1900 mL,充分搅拌溶解,用浓 HCl 调 pH 为 7.4,再加双蒸水至 2000 mL。

第十八章 尸体的病理剖验

病理剖验是通过对尸体的解剖观察和发现死者生前器官的病理变化，找出其主要病症，判断其死亡原因，以验证临床诊断及治疗效果的一种重要方法，是积累病理教学标本和科研资料的重要手段，也是临床医生和医学生理论联系实际，全面认识疾病的重要途径，是病理学工作者的一种重要技术操作。因此，要学好病理学，就必须重视病理剖验的实习。

执行病理剖验可根据不同的要求采取不同的解剖方法，如对一般的病理解剖则采取常用的切口；而对特殊要求者可采取腹部或胸部小切口；对法医鉴定和医疗纠纷之解剖，则要针对具体要求实行；对志愿捐献遗体者，则可根据教学和研究需要采取相应的方法。执行剖验前必须办好完备的手续，一般由临床医生根据临床需要，征得死者家属或单位同意，填写申请单，由病理学教研室（或医院病理科）执行。负责医师应先写好死者病史摘要，到场介绍病史，提出对解剖的要求，供解剖者观察病变、分析死因和书写报告时参考。解剖一般在死后 3～24 h 内进行，不应拖延时间，以免因尸体死后自溶和腐败给检查病变和寻找死因带来困难。

一、病理剖验方法和步骤

（一）体表检查

剖验前要编好解剖号码，记录死者的年龄、性别、身长体重，观察其发育、营养状况，全身皮肤之色泽，有无出血点、黄疸、水肿及外伤，并做详细记录。法医剖验尤其要重视体表的检查，以发现周身有无损伤及其与致死的关系。

在开始剖验时，还要确定机体各种生命现象是否完全停止，确定的客观指标是死者身体逐渐冷却（尸冷）、下垂部位的尸斑和尸体的僵硬等。

1. 尸冷

死亡后 8～17 h 尸体逐渐冷却，一般尸体表面在 3～7 h 内即冷却。儿童尸体较成人尸体冷却得快。当然尸体所处环境的温度对尸体冷却时间的影响极大。

2. 尸斑

尸斑是死后血管内的血液逐渐向尸体下垂部位沉降所致，表现为局部皮肤呈现不规则的紫红色斑纹和斑块(根据其在身体存在的位置可确定死亡时的姿势)。一般在死后 2～4 h 出现,最初血液集中在血管内形成小斑纹,指压可褪色。时间长久后,血液向组织内渗出,斑纹渐渐扩大,融合成斑块,2 h 后即固定而不能消失。其颜色通常是暗紫红色,时间愈长染色愈深。冷藏在冰箱内尸斑呈绛红色,系低温下消耗氧少,血液内还留存较多氧合血红蛋白的结果。CO 中毒尸体的尸斑呈淡红色。

3. 尸僵

死后身体各部肌肉变为僵硬,关节不能伸屈称为尸僵。一般死后 1～2 h 自头部下颌关节开始,渐延至颈部、躯干、上肢及下肢,持续 24 h 后,则逐渐消失,其松弛程序同上。根据尸僵存在的部位可推测死后的时间。急死、生前有痉挛者、所处环境温暖等尸僵出现较早,而老弱病者所处环境寒冷,尸僵出现较晚。

此外,死亡后由于眼睑不能闭合和自溶,角膜逐渐干燥混浊。组织蛋白质受细菌作用而分解,称此为尸体腐败,其突出表现为腹壁皮肤变绿、变软,皮下组织发生气泡,甚至全身膨胀,舌眼突出,口唇、面部肿胀,呈“巨人观”。尸体腐败是由体内腐败菌引起,出现时间常与尸体所置温度、湿度、空气是否流通有关,在一般情况下,经 24 小时后即明显发生。因感染产气荚膜杆菌死亡者,尸体腐败迅速,并因在组织内产生大量气体而使尸体膨胀,皮肤发生血、气泡,内脏形成多数气泡,此时应注意与空气栓塞进行区别。

4. 体表各部检查

从头至四肢应逐一进行检查并记录之。头皮及头发之状况,如头皮有无出血、

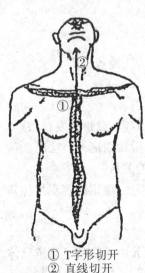

① T字形切开
② 直线切开

图 18.1 胸腹切口法

肿块,颅骨有无凹陷骨折,头发的颜色、长度、密度、有否脱发、秃顶等;眼睑皮肤有无水肿,两侧瞳孔形状,是否等大,其直径量度,结合膜有否出血点、充血及出血,巩膜有无黄染;鼻腔、口腔及外耳道有无溢液,其性质如何;牙齿有无脱落,口唇黏膜是否青紫,腮腺、甲状腺及颈部淋巴结是否肿大;肛门有无痔及肛瘘;四肢关节有无畸形及损伤;外生殖器有无溃烂。

(二) 体腔检查

一般病理解剖所采取的切口是,从两肩的肩峰经胸骨柄下方作一弧形连线,取其中点向下经脐左侧至耻骨联合作连线(图 18.1),此切口可保持头颈之完整,并能充分暴露胸、腹腔器官。亦可根据不同要求采取下颏至耻骨联合或胸、腹部小切口等。切开皮肤后,将胸壁之皮肤连皮下组织和胸大、小肌自胸部中线起剥离至肋骨

外侧。剥离时用左手紧握皮肤肌肉向外侧牵拉,右手执刀将肌肉与肋骨分开,要尽量贴近骨部,解剖刀刃应与肋骨呈 50°角。切开腹部皮肤、皮下组织及腹部肌肉达腹膜、打开腹腔。并注意皮肤弹性、皮下组织的性质、有无水肿、脂肪的厚度、颜色。

1. 腹腔检查

剖开腹腔后,首先注意检查腹腔内有无游离液体,记录量、性质,必要时做细菌学检查。腹膜的改变,若发现腹膜有炎症,改变时,要查其来源,如有否阑尾、胃、肠穿孔等。检查腹腔内脏的位置、相互间有否粘连、肝脏位置,上界(即横膈高度)和下界(即锁骨中线肋缘下和剑突下多少厘米),脾脏大小。原位剪开十二指肠第二部,寻找到十二指肠乳头,然后挤压胆囊,检查胆道是否通畅。

2. 胸腔检查

开胸时就要注意观察胸腔内有无气体逸出。如疑气胸时,应先将少许水覆盖在胸壁上而后刺破胸膜,如有气胸,可见气泡从水下冒出。开胸时用肋软骨刀从第 $2\sim10$ 肋骨与肋软骨相连处、软骨侧 1 cm 处切断,注意不要用力过大以免划破下面组织。肋骨切断后,将肋骨提起,沿肋软骨及胸骨后壁将横膈、肋间肌和纵隔分开。在分至胸骨上端时应注意不要将颈胸的大血管损破,然后剪断第 1 肋骨及胸锁关节,注意不要割断锁骨下静脉。取下胸骨后,要检查胸腔内有无液体,其性质及数量,必要时亦要对液体进行细菌学检查。

观察胸腔内各器官的位置、颜色、大小和彼此间的关系,用手伸入胸腔探查左、右肺有无粘连及其程度。检查胸腺是否萎缩脂肪化,大小如何。原位以人字形剪开心包,检查心包腔内有否积液,其性质和数量(正常心包可有 $5\sim25$ mL 澄清液体,超过 30 mL 者则为异常),积液作涂片和细菌学检查,心外膜有无出血点,有否心包的脏、壁层粘连,纵隔内器官位置关系有否异常。必要时从右心房取无菌血做培养。

3. 颈部器官的取出与检验

将木枕垫于后背部,使颈部抬高,沿横切线向上,从锁骨、胸骨柄起,向上将颈前部皮肤及皮下组织剥离。待颈前部皮肤及皮下组织与颈部器官肌肉完全分离后,用尖刀沿下颌骨内侧,从正中分别向左右将口腔底部肌肉与下颌骨分离,然后从下颌骨下方将舌后器官向下拉出,再将软腭切断,高位切断颈内、外动脉,沿颈椎前将颈后部的软组织剥离,剖出全部颈部器官,注意要将两侧扁桃体一并取出。

颈部器官检查:包括对食管、气管、甲状腺及颈部淋巴结的检查,如食管黏膜有无溃疡,食管下端静脉有无曲张;咽后壁及扁桃体充血渗出的情况,喉头有无水肿及渗出,气管及主支气管内膜有无充血,渗出物的性质;甲状腺是否肿大,淋巴结切面的性状,有否转移性肿瘤等。

4. 胸腔器官的取出及剖验

胸腔器官可采取一起取出和各脏器分别取出两种方法。剖验者可根据病变之需要采取其中一种方法。

a. 心的取出剖验

一般采用在心脏未取出前即在原位剪开右心房室及肺动脉总干,检查有否肺动脉栓塞,然后将心脏与肺分离后进行剖验。取心脏时,先将心脏提起,剪断肺静脉,再在心包的脏壁层转折处剪断主动脉、上下腔静脉,取出心脏。

检查心脏时,一般顺血流方向先从右心房剪开,注意保留上腔静脉入口处 1 cm 内的心房组织,以避免破坏窦房结组织。然后沿右心室右侧缘(锐缘)剪至心尖部,再从心尖部距室间隔 1 cm 剪开右心室前壁及肺动脉,完全暴露右心房、室,检查右心各部分如三尖瓣瓣膜、腱索、房室内膜、乳头肌、右心流入/流出道及肺动脉瓣的改变。再将左心沿血流方向剪开,先从左、右肺静脉间剪开,打开左心房,检查二尖瓣的改变和瓣口有无狭窄等改变,沿左心室左缘(钝缘)剪至心尖部,从心尖部沿室间隔向上剪开左室前壁,当靠近肺动脉根部时,尽量避免剪断左冠状动脉的前降支,切线宜偏左,剪断左旋支,在肺动脉干与左心耳间剪开主动脉。检查二尖瓣和腱索的性状,左心内膜有无出血点,主动脉及瓣膜的情况。

记录心脏的重量、大小,左、右心室肌壁的厚度。检查各瓣膜有无增厚或赘生物形成,有无缺损、粘连、缩短等,腱索有无变粗、缩短,测量各瓣口周长。检查心腔有无扩张,心肌色泽改变,有无先天性畸形如卵圆孔、动脉导管未闭、房间隔和室间隔缺损等。

检查左、右冠状动脉口有无狭窄或闭塞,沿左、右冠状动脉走向每隔 2～3 cm 作横切面,观察每一切面有无动脉粥样硬化块及血栓(包括左冠状动脉前降支、左旋支及右冠状动脉)。

b. 主动脉的检查

从主动脉前面剖开,检查内膜有无粥样硬化斑块及溃疡,按其病变程度可分成轻、中、重度病变。

c. 肺的取出与剖验

检查肺胸膜有无增厚、粘连,有无渗出物及其性质,触其质地,有无实变及肿块。剪开支气管及肺动脉各分支,检查有无异物、痰液及血栓栓塞。用脏器刀沿肺长轴自肺外侧凸缘向肺门作书页状切面暴露肺各叶,观察其颜色、质地、有无病灶,压之有无血液或含气泡的血性液体溢出,对实变的肺要做水沉浮试验,水中捞起的尸体,要做硅藻检查。

检查肺门淋巴结是否肿大。

对一些特殊肺部疾病如肺心病的肺标本,需要保持心、肺完整取出,结扎上、下腔静脉,于肺动脉内灌注 10% 福尔马林液至右心房及肺动脉膨隆时止,并再于气管内灌注上述液体至肺表面展平后停止,结扎气管以防液体外流,待固定 7 天后,分离心肺,分别观察其病变,并记录之。

5. 腹腔脏器的检查

a. 脾的取出检查

剖开大网膜，暴露小网膜囊，检查胰体尾部之脾动、静脉之情况，提起脾，剪掉脾门的血管，取出脾脏，测其重量及大小、触其质地，观察其包膜有无皱缩、增厚。再用刀沿脾长轴将其切3~4个切面，检查其变化，并用刀背轻刮脾实质，若有松脆的实质刮下，说明脾实质充血，有败血脾可疑。有时可发现副脾1~2个。

b. 肠及肠系膜的取出剖验

肠段取出前，观察肠浆膜面有无渗出、充血，肠腔是否扩张，肠壁厚度，有无穿孔等，同时检查肠系膜血管及淋巴结的情况，然后将小肠及系膜推向左下方，寻找屈氏韧带处（空肠起始部），结扎切断，并沿肠系膜与肠壁附着处切开、游离肠管，最后取出小肠及在肛门外口上方2 cm取出大肠，剖开肠管检查肠黏膜有无溃疡、出血及肿块等，对血吸虫病患者要特别注意于左半结肠黏膜下有无虫卵沉积的结节。对疑有服药中毒的死者，要保留肠液及肠段作毒物分析。

c. 胃及十二指肠的剖验

沿十二指肠前壁剪开，经幽门部，沿胃大弯至贲门，将胃剪开。观察胃壁有否增厚，胃黏膜有无出血及糜烂，胃小弯、幽门窦及十二指肠球部黏膜有无溃疡。

d. 胰的检验

分离胰周组织，然后取出胰腺，对怀疑患有急性出血性胰腺炎的病例，应在剖开腹腔后即刻检查胰周是否有出血及脂肪坏死，以避免剖取肠段时有血液渗入胰周组织而影响观察准确。从头至尾将胰腺切开，并1~2 cm切成书页状，检查各切面胰腺情况，并立即于头、体、尾三段切取组织块。

e. 肝和胆囊的取出及检查

于肝门处检查胆总管及左右肝管，是否有结石、寄生虫，检查肝动脉及门静脉，有无血栓形成及寄生虫，然后切断肝十二指肠韧带及肝表面之三角韧带，注意不要损坏肝右叶背面之右侧肾上腺，游离出肝脏。胆囊用镊子提起，并分离其与肝下面的胆囊窝附着处。注意胆囊的体积大小，胆囊壁的厚度，黏膜面绒毛之情况，囊内有无结石及其性质。检查肝脏大小、重量、质地，表面是否光滑，有无结节及其大小及性质，沿肝的最长轴切开肝，暴露切面，检查颜色、质地、小叶结构等，有无肝淤血、结节病变及占位性病变，汇管区有无纤维组织增生。

f. 肾及肾上腺的检查

在检查肝、肾之前先将左、右肾上腺分离，一般右肾上腺呈三角形，左侧肾上腺呈扁长形，左右两侧肾上腺共称其重，并作多个切面，检查有无出血，皮髓质的性质。

分离左右肾的方法较简单，先分离肾周脂肪组织，然后左手握肾，右手执刀，并将刀刃放在两肾外侧缘，对准肾门处切开，将肾分为两半，剥去肾外膜，检查肾表面是否光滑,颜色质地,有无囊肿形成,并检查肾切面肾盏、肾盂、与输尿管的关系,肾皮质厚度,皮髓质分界,肾锥体,肾乳头及切面血管的改变,肾盏、肾盂及输尿管内有否结石。

6. 盆腔脏器取出及剖验

盆腔脏器与直肠一起取出。用右手分离盆腔周围组织如耻骨后面腹膜外软组织,然后用刀自肛门直肠连合线上约 2 cm 处切断,取出骨盆内各脏器。

沿直肠后壁正中剪开,检查黏膜有无溃疡、炎症、肿瘤和痔等,分离直肠、乙状结肠和膀胱、前列腺,暴露精囊。切开膀胱,量其中尿量及其性状,检查黏膜有无病变,膀胱三角的改变,其后面下部查精囊、前列腺和尿道球腺的病变。

扩大腹股沟管,将睾丸、附睾取出,切开睾丸的鞘膜囊,检查所含液体,注意其大小、重量、质地,切开睾丸,于剖面上检查精曲小管,注意蔓状血管丛的大小和多少,附睾有无结节,切面有无干酪样坏死。

分离子宫,切断子宫圆韧带和阔韧带,切断阴道与子宫间的联系。自子宫颈至子宫底部沿 Y 字形剪开,注意检查宫腔大小,其内膜的厚度,有否妊娠、炎症和增生,子宫壁厚度,从输卵管伞端至子宫端作多个横切,观察管腔内有否血液或渗出物,检查黏膜厚度,是否粘连,卵巢大小,有无囊肿,切面有无黄体、出血或囊肿。

7. 脑及脊髓的取出及剖验

检查头皮外表有无损伤、血肿。在两侧乳突上方 1 cm 经头顶作一联线,切开头部皮肤,将头皮瓣前后贴颅骨外膜翻下,前部皮瓣翻至眉弓上方,后部皮瓣翻至枕骨粗隆后部,然后在两侧眉弓上方和枕骨粗隆下方经两颞部作一连线。分开颞肌(图 18-2),用板锯或电锯循此线锯开颅骨,要适当掌握深度,注意不要伤及脑膜,再用凿子在锯缝处凿入,使颅骨分离,移去颅骨。检查硬脑膜有无血肿及其他异常,再沿锯线剪开硬脑膜,切断前端之大脑镰,使其能从前向后剥离,后部硬脑膜暂连与脑表面。以左手四指伸入额叶与额骨间,将额叶向后方轻轻拨

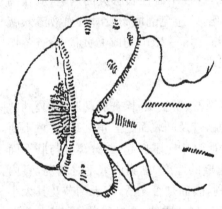

图 18.2 开颅取脑的皮肤切口

开,暴露出其下面的嗅神经和视神经,右手持剪,剪去嗅神经、视神经、颈内动脉。脑垂体蒂及两侧Ⅱ—Ⅷ对颅神经与颅底的连接,再向两侧剪开小脑幕及切断其余颅神经,使大脑游离,然后再用尖刀切断尽可能取得的最下端脊髓,剪断后部硬脑膜,大脑、小脑一并取出。再分离蝶鞍窝内的组织,取出脑垂体。

测量脑重,观察软脑膜血管有无充血,蛛网膜下腔有无出血,脑积液的性质,有无脓性渗出物,两侧大脑半球是否对称,脑沟的情况,有无肿胀变宽及萎缩变窄,脑

底部血管有无粥样硬化及血管瘤形成。表面检查后,如无特殊需要,宜将脑固定于福尔马林内 4～7 天后,待脑组织固定良好后,再作切面检查。固定前,在脑底血管上穿一线,并在枕叶处用解剖刀在胼胝体后部作一切口,使固定液进入脑室,注意放入缸内固定时,应用线悬吊整个脑于缸中,防止因挤压而变形。固定好的脑,先将脑干和脑脚切下,然后再除去小脑,将大脑部分顶朝上,放于特制的木框内,用脑刀每隔 1～1.5cm 作切面。按图 18.3 所示作各切面:

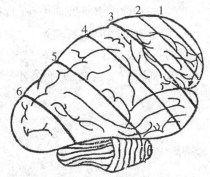

图 18.3　大脑剖开之切面

a. 前额叶冠状切线

距中央沟前约 5 cm 处。

b. 额叶冠状切线

后中央沟前 2 cm;岛叶终端,可见豆状核、尾状核和内囊。

c. 额叶冠状切线

在中央沟前切去即得中央前回的切面,可见视丘、豆状核、尾状核、带状核、外囊和内囊、侧脑室下角及岛叶。

d. 顶叶冠状切线

沿中央回切线,横断部分海马回。

e. 顶叶冠状切线

自顶间沟前端向后 3 cm 处作冠状切面,可见尾状核尾部及视丘后部。

f. 枕叶冠状切线

距顶枕裂前 1 cm,见枕叶灰白质及距状区。

细心检查脑组织有否液化、出血及其他病变,检查各脑室。再检查小脑,先对小脑蚓部作纵向切口露出第四脑室,再将每半小脑似书页式切成数片,露出齿状核。检查脑桥及延脑,可横切数刀。仔细检查记录后,切取组织块:前中央回、额叶、海马、枕叶、视丘下部、基底神经节、延脑、脑桥、小脑等各一块,有病变处另取。

脊髓的采取,先将尸体俯卧,背部向上,自枕骨突起经脊椎棘突至骶骨上,剥离棘突上软组织及椎弓上的骨膜和软组织等,再用单板锯在棘突两侧,向下锯,再用凿子分离,将棘突和椎板用骨钳钳去,便可露出脊髓硬膜,用剪刀剪断脊神经,最后将颈脊髓连着硬脑膜从椎管内分离出来,取来整个脊髓。沿着前后正中线剪开,检查各层脑膜和脊髓的外表有无病变,切取颈、胸和腰各部脊髓作组织块。

二、病理剖验示教注意事项

病理剖验是促进医学科学发展、验证临床诊断及疗效的一个重要手段,也是学习病理学、使理论与实践结合的一条途径。学生通过具体尸检病例的剖验示教,系统地观察各个器官的病变,不仅可加深和巩固病理知识,而且有助于培养、训练临床分析、思维的能力。病理剖验示教应注意以下事项:

① 遵守解剖室规则,按教师安排的时间,准时穿白大衣进入解剖室参观厅,不得擅自进入操作场地。

② 保持解剖室的肃静,严禁嬉笑、哄闹。对死者应尊重,剖验过程及结果不得外传,必须严守秘密。

③ 剖验前注意听取病史介绍,剖验时仔细观察病变,并作必要的记录。

④ 学生之间应相互友爱,站立位置适当调换,以保证每个人尽可能多地看清尸检的各种发现。

⑤ 剖验结束前由教师作分析、归纳,必要时待组织学检查后再组织讨论、总结。

附录一　正常成人器官的重量和大小

1. 脑

男 1300～1500 g。

女 1100～1300 g。

2. 脊髓

长 40～50 cm。

重 25～27 g。

3. 心脏

重量:男 250～270 g,女 240～260 g。

左右心房壁厚:0.1～0.2 cm。

左心室厚度:0.9～1.0 cm。

右心室厚度:0.3～0.4 cm。

三尖瓣周径:11 cm。

肺动脉瓣周径:8.5 cm。

二尖瓣周径:10 cm。

主动脉瓣周径:7.5 cm。

4. 肺脏

左肺重 325～450 g。

右肺重 375～550 g。

5. 动脉

主动脉升部周径:7.5 cm。

胸主动脉周径:4.5～6 cm。

腹主动脉周径:3.5～4.5 cm。

6. 脏

重量:1300～1500 g。

大小:(25～30) cm×19 cm×(12～9) cm。

7. 脾脏

重量:140～180 g。

大小:(3～4) cm×(8～9) cm×(12～14) cm。

8. 肾脏

重量(一侧):120～140 g。

大小:(3～4) cm×(5～6) cm×(11～12) cm。

皮质厚:0.6～0.7 cm。

9. 胰腺

重量:90～120 g。

大小:3.8 cm×5 cm×18 cm。

10. 甲状腺

重量:30～70 g。

大小:(1.5～2.5) cm×(3～4) cm×(5～7) cm。

11. 肾上腺重(一侧):5～6 g。

附 录 二　示 教 彩 图

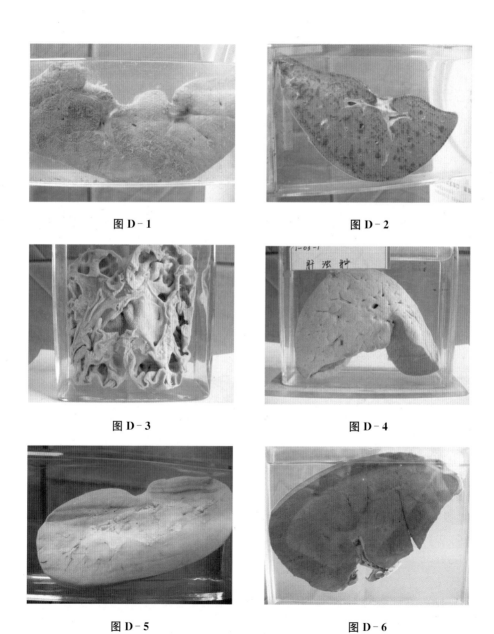

图 D‑1

图 D‑2

图 D‑3

图 D‑4

图 D‑5

图 D‑6

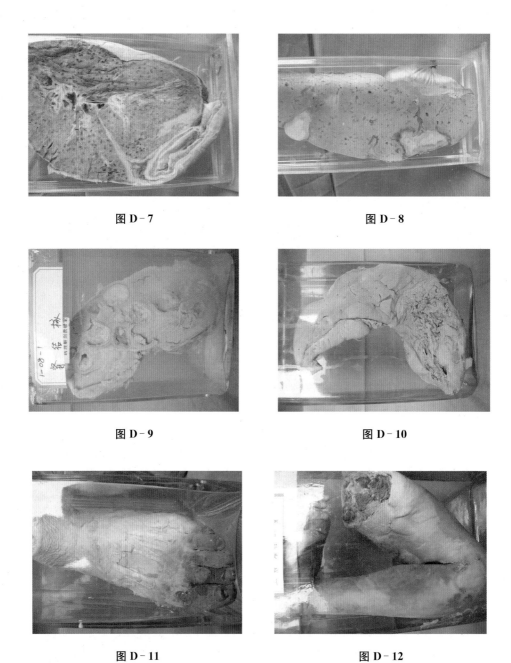

图 D - 7

图 D - 8

图 D - 9

图 D - 10

图 D - 11

图 D - 12

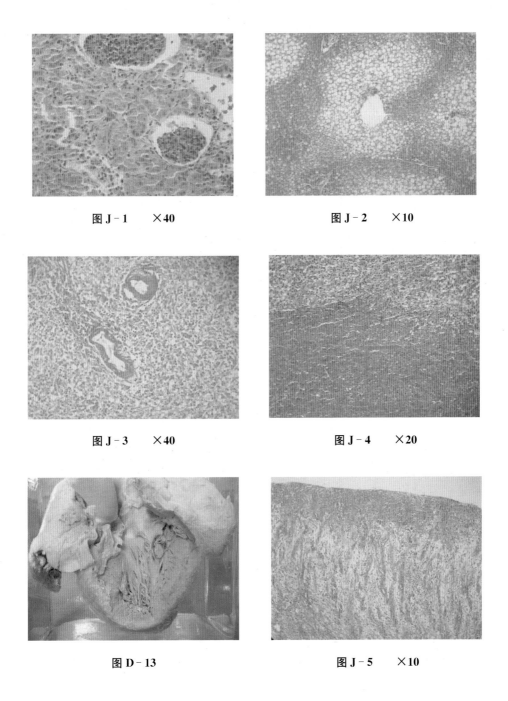

图 J - 1　×40

图 J - 2　×10

图 J - 3　×40

图 J - 4　×20

图 D - 13

图 J - 5　×10

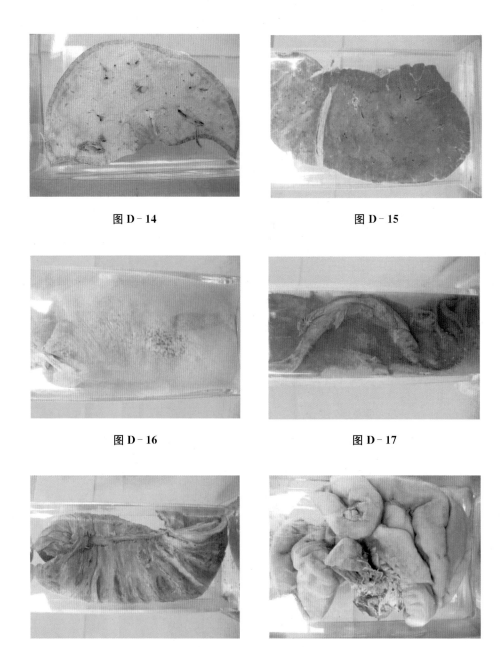

图 D‐14

图 D‐15

图 D‐16

图 D‐17

图 D‐18

图 D‐19

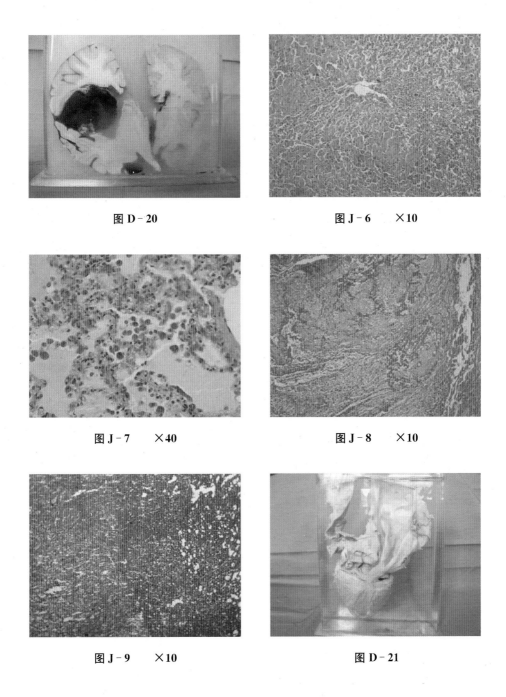

图 D‑20

图 J‑6　×10

图 J‑7　×40

图 J‑8　×10

图 J‑9　×10

图 D‑21

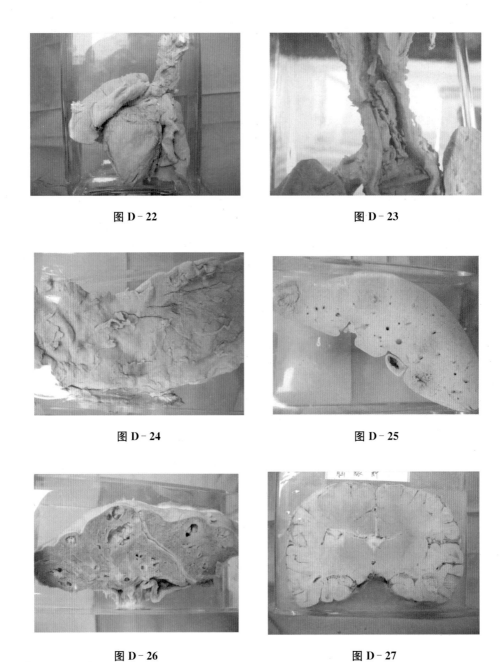

图 D - 22

图 D - 23

图 D - 24

图 D - 25

图 D - 26

图 D - 27

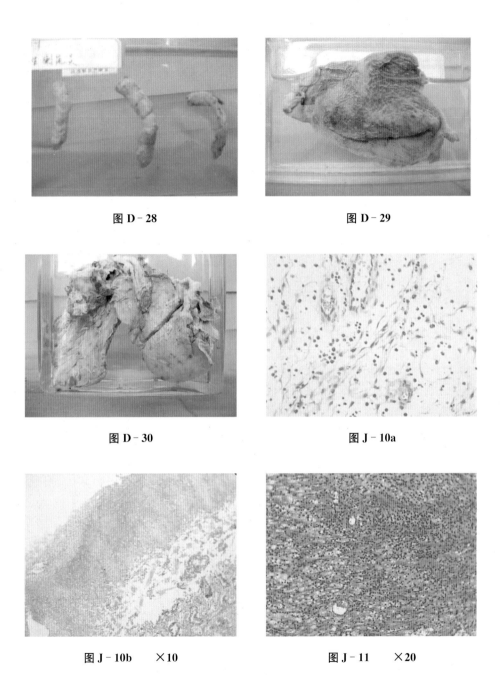

图 D‑28

图 D‑29

图 D‑30

图 J‑10a

图 J‑10b   ×10

图 J‑11   ×20

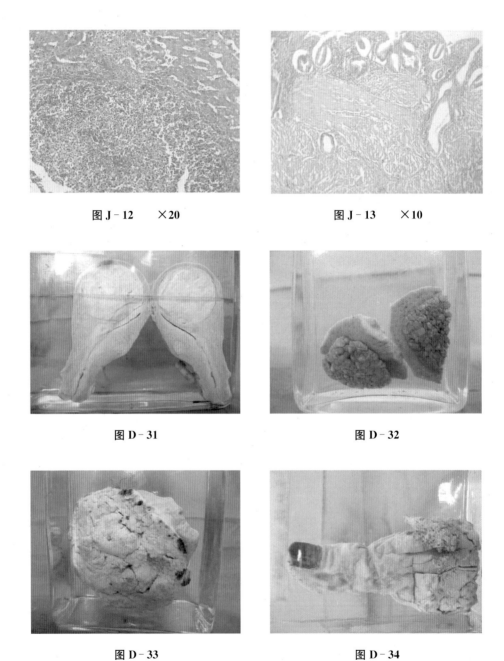

图 J‑12　×20

图 J‑13　×10

图 D‑31

图 D‑32

图 D‑33

图 D‑34

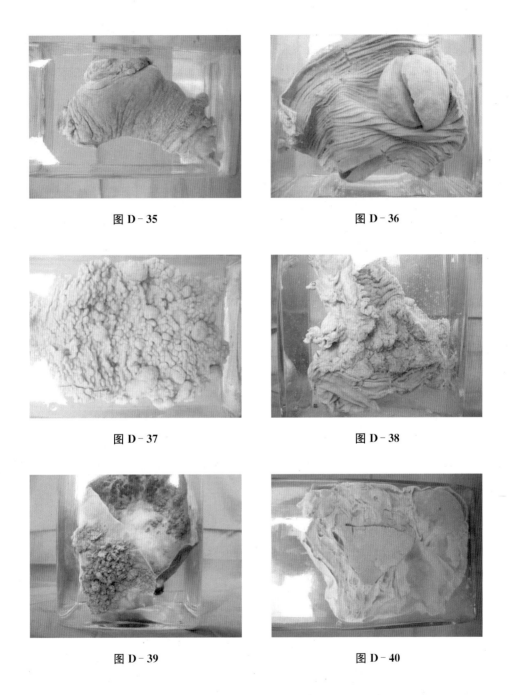

图 D-35

图 D-36

图 D-37

图 D-38

图 D-39

图 D-40

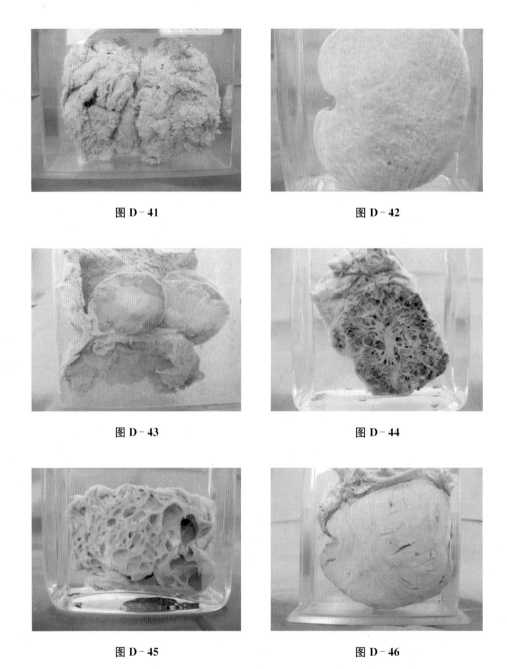

图 D - 41

图 D - 42

图 D - 43

图 D - 44

图 D - 45

图 D - 46

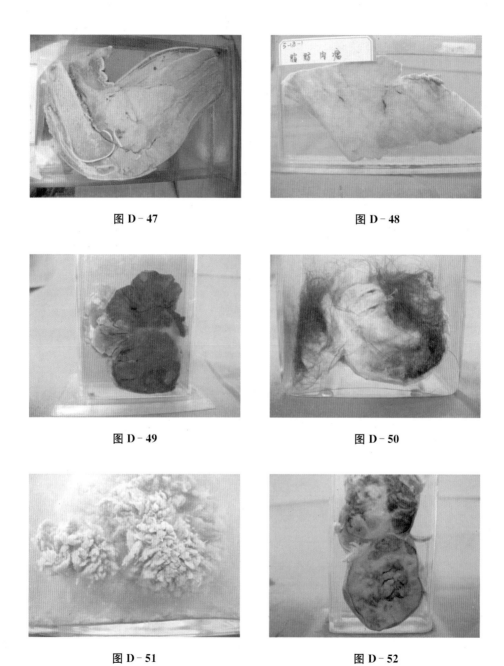

图 D-47

图 D-48

图 D-49

图 D-50

图 D-51

图 D-52

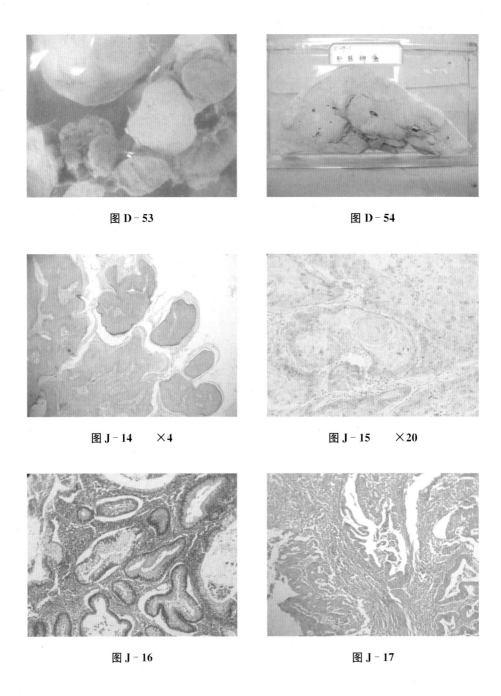

图 D‑53

图 D‑54

图 J‑14　×4

图 J‑15　×20

图 J‑16

图 J‑17

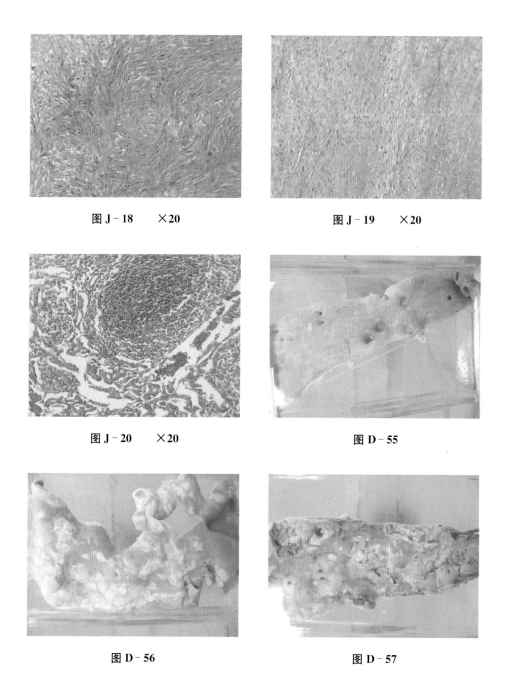

图 J - 18　　×20

图 J - 19　　×20

图 J - 20　　×20

图 D - 55

图 D - 56

图 D - 57

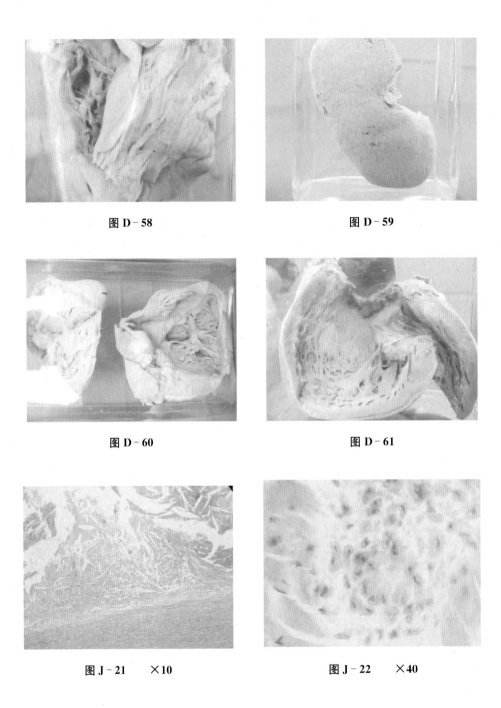

图 D‑58

图 D‑59

图 D‑60

图 D‑61

图 J‑21　×10

图 J‑22　×40

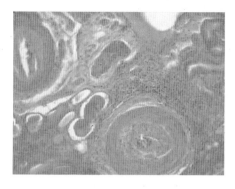

图 J－23　×20

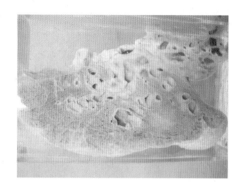

图 D－62

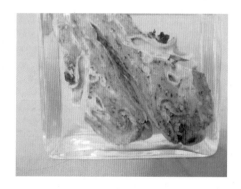

图 D－63

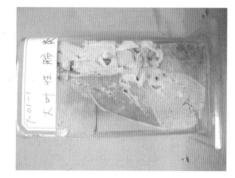

图 D－64

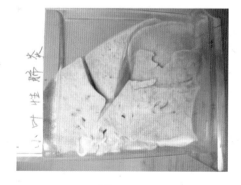

图 D－65

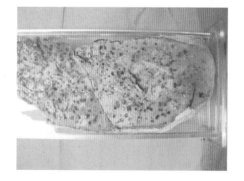

图 D－66

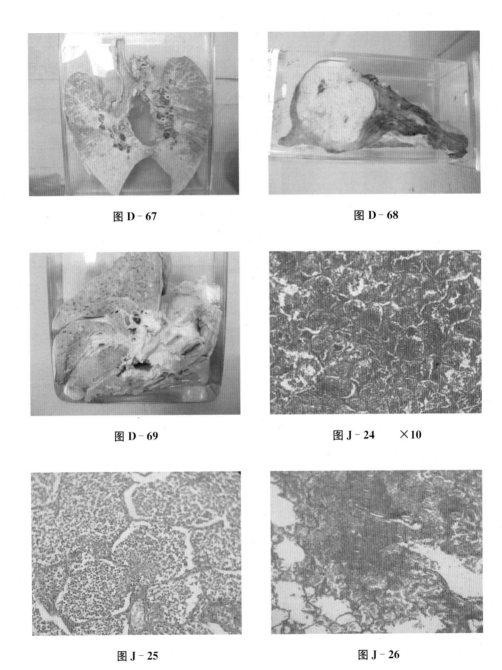

图 D-67

图 D-68

图 D-69

图 J-24　　×10

图 J-25

图 J-26

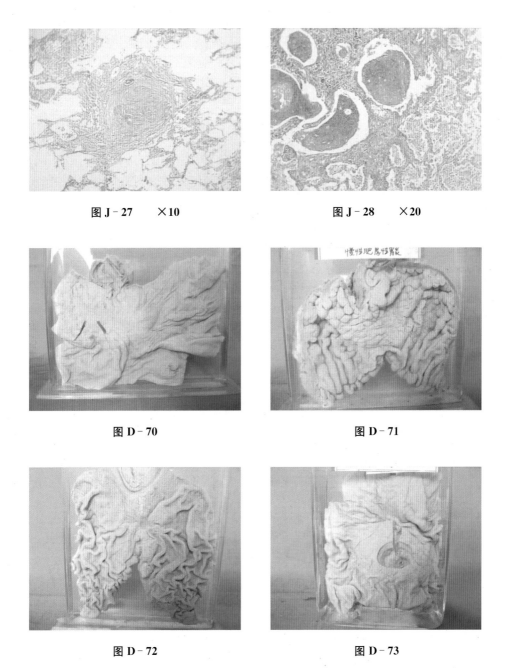

图 J‐27　×10

图 J‐28　×20

图 D‐70

图 D‐71

图 D‐72

图 D‐73

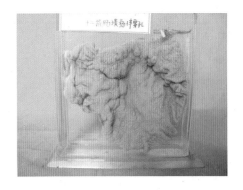

图 D - 74

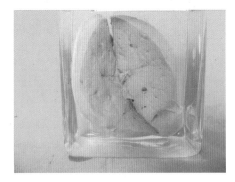

图 D - 75

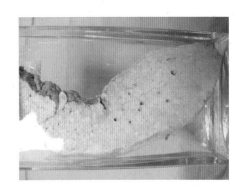

图 D - 76

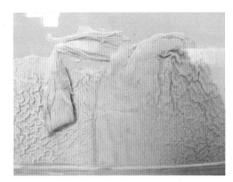

图 D - 77

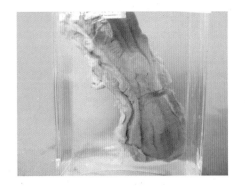

图 D - 78

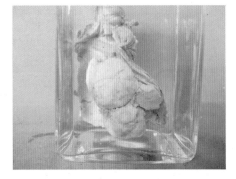

图 D - 79

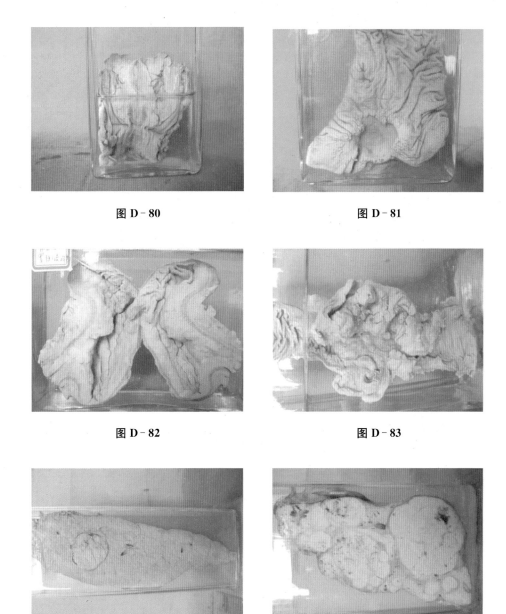

图 D‑80

图 D‑81

图 D‑82

图 D‑83

图 D‑84

图 D‑85

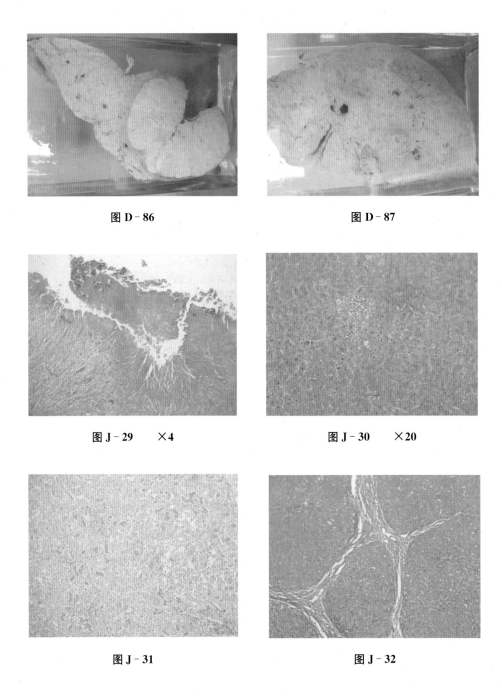

图 D - 86

图 D - 87

图 J - 29　　×4

图 J - 30　　×20

图 J - 31

图 J - 32

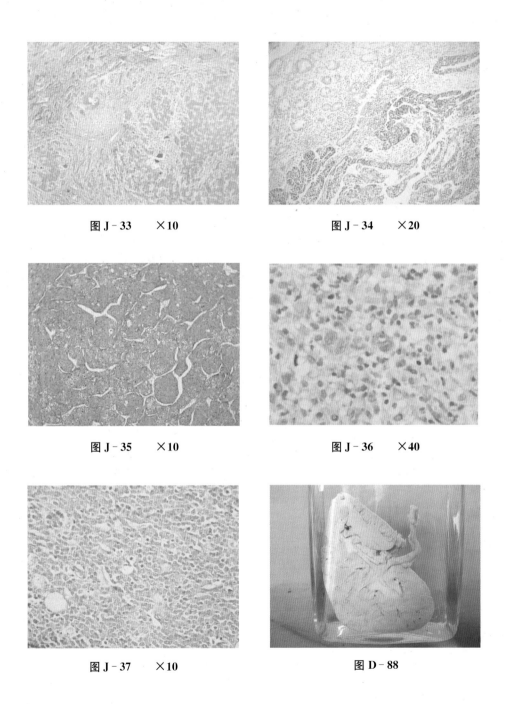

图 J - 33 ×10

图 J - 34 ×20

图 J - 35 ×10

图 J - 36 ×40

图 J - 37 ×10

图 D - 88

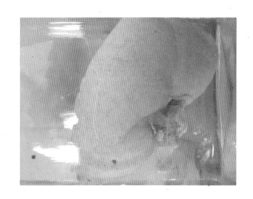

图 D - 89

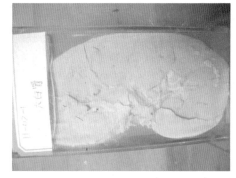
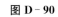

图 D - 90

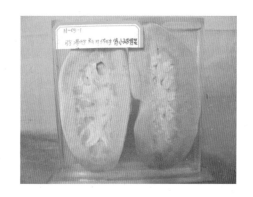

图 D - 91

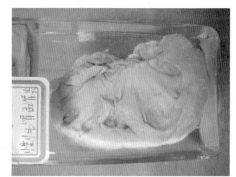

图 D - 92

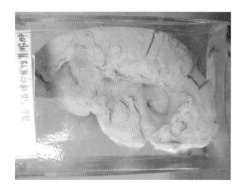

图 D - 93

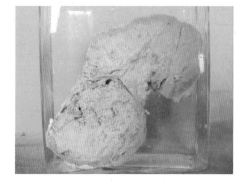

图 D - 94

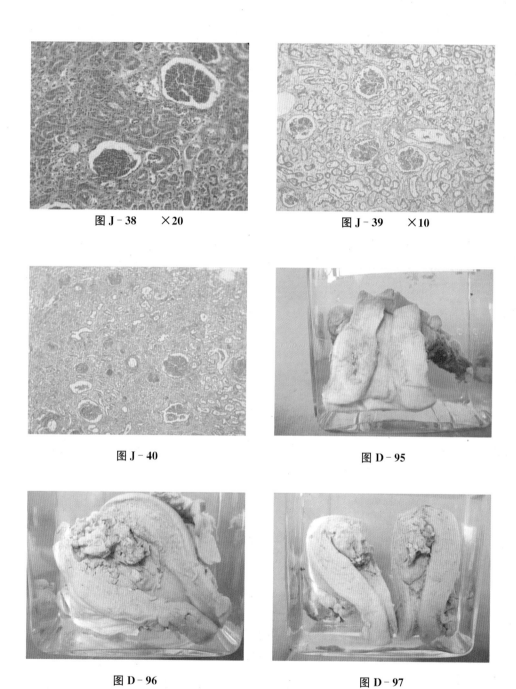

图 J - 38　　×20

图 J - 39　　×10

图 J - 40

图 D - 95

图 D - 96

图 D - 97

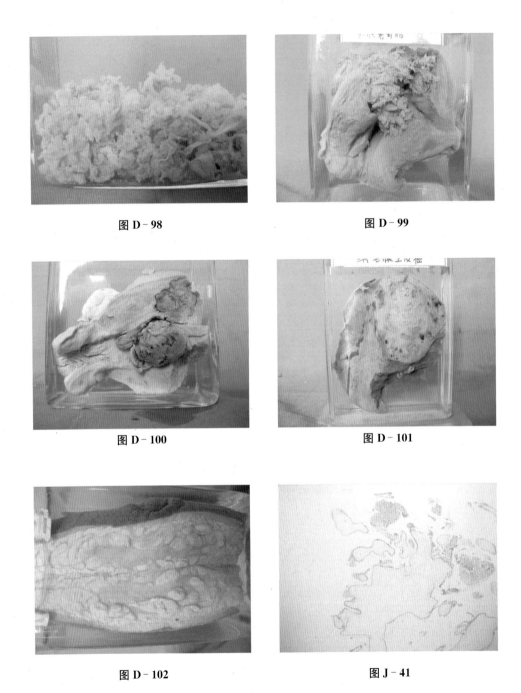

图 D - 98

图 D - 99

图 D - 100

图 D - 101

图 D - 102

图 J - 41

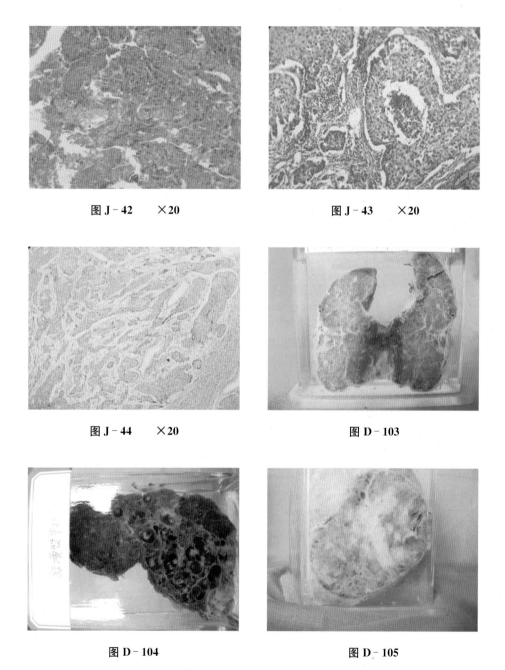

图 J - 42   ×20

图 J - 43   ×20

图 J - 44   ×20

图 D - 103

图 D - 104

图 D - 105

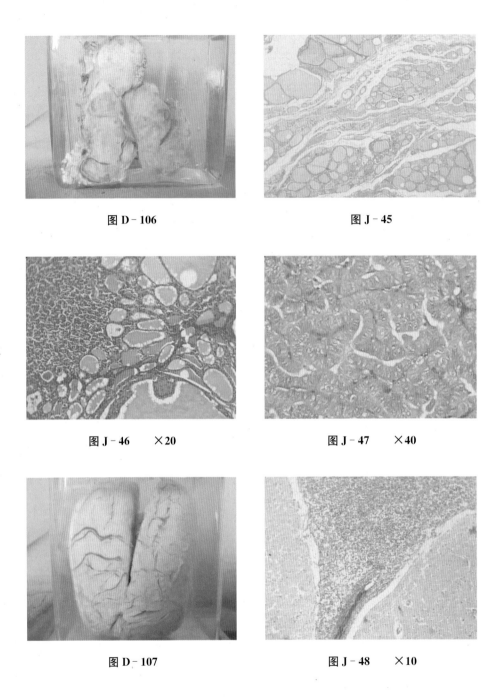

图 D－106

图 J－45

图 J－46　　×20

图 J－47　　×40

图 D－107

图 J－48　　×10

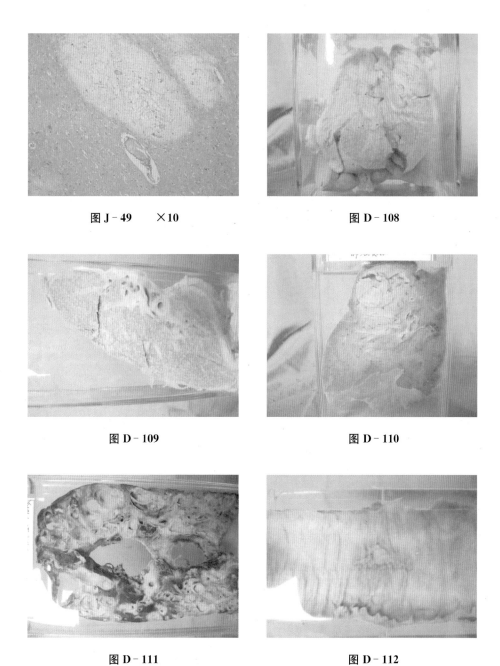

图 J‑49　　×10

图 D‑108

图 D‑109

图 D‑110

图 D‑111

图 D‑112

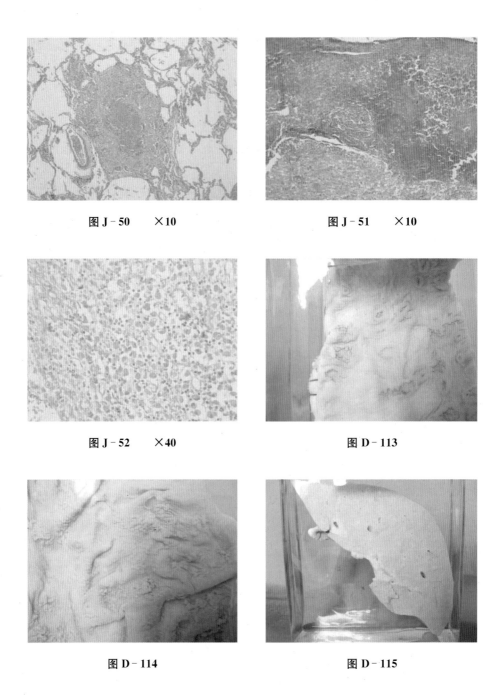

图 J－50　　×10

图 J－51　　×10

图 J－52　　×40

图 D－113

图 D－114

图 D－115

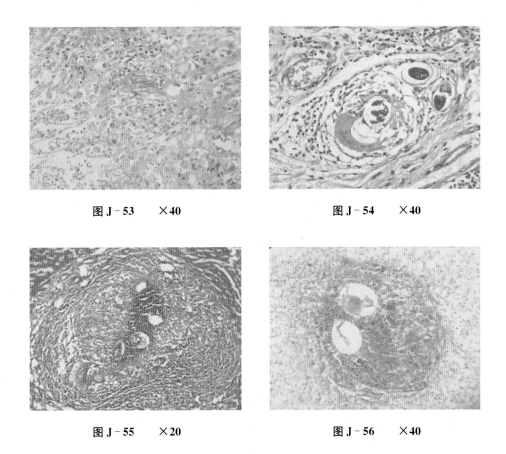

图 J‐53   ×40

图 J‐54   ×40

图 J‐55   ×20

图 J‐56   ×40